西藏十年行医路

林珊 著

北京大学医学出版社

XIZANG SHINIAN XINGYILU

图书在版编目（CIP）数据

西藏十年行医路 / 林珊著 .— 北京：北京大学医学出版社，2016.6

ISBN 978-7-5659-1109-5

Ⅰ.①西… Ⅱ.①林… Ⅲ.①回忆录—中国—当代 Ⅳ.① I251

中国版本图书馆 CIP 数据核字 (2015) 第 081908 号

（封底图片由作者提供）

西藏十年行医路

著：林　珊

出版发行：北京大学医学出版社

地　　址：（100191）北京市海淀区学院路 38 号　北京大学医学部院内

电　　话：发行部 010-82802230；图书邮购 010-82802495

网　　址：http：//www.pumpress.com.cn

E－mail：booksale@bjmu.edu.cn

印　　刷：中煤（北京）印务有限公司

经　　销：新华书店

责任编辑：陈　奋　张立峰　**责任校对**：王怀玲　**责任印制**：李　啸

开　　本：880 mm × 1230 mm　1/32　**印张**：8.5　**插页**：8　**字数**：180 千字

版　　次：2016 年 6 月第 1 版　2016 年 6 月第 1 次印刷

书　　号：ISBN978-7-5659-1109-5

定　　价：36.00 元

在北医成立一百周年之际，身为北医的毕业生，我将此书献给我的母校，作为学生的汇报。

写给林珊校友的信

（代　序）

敬爱的林珊校友学长：

您好！我是柯杨。读了您的《西藏十年行医路》，很感动！很敬佩！

虽然我比您小几岁，但也经历了同样的时代，因此读您的书特别有感触。您和胡廷瑞校友共同走过的青春特别有那个时代优秀青年、优秀医务人员的典型性。今年北医母校101年生日的前前后后，我们会有些活动，例如请优秀校友与学生座谈，不知能否请您来给学生们做个报告。现在年轻人跟咱们那时的心态已很不一样了，但是青春的热情，对实现理想和事业成功的渴望以及追求爱情是相通的。区别在于，我们那时为一个大的理想目标不计成本、不算计得失、不斤斤计较、肯吃苦肯付出（这种特质是那个时代造成的），现在的年轻人受到的环境影响（诱惑、误导）太多，往往使他们过多焦虑担忧，因此而容易短视，因此而阻碍了内在优秀素质的显露，也就最终影响了他们的发展。当然，他们遇到的很多现实问题也是我们那时不曾遇到的。您和胡学长走过的路应该能对今天的年轻人有所鼓励、启发。我从来都认为“过来人”的“正能量”对年轻人的作用远大于说教，而向学生传播这样的人生价值既是教育的重要内容又是目前教育中最缺的。

虽然您曾经吃苦、付出，虽然胡学长过早地离开了您，在我眼里，您是幸福的人。因您收获了爱情、亲情、友情、事业和平静的生活。

我们正在编一本《北医故事》，我没经您允许从《西藏十年行医路》中选了几段汇编成一篇小文（详见附件），希望您不介意。出版后再送您存念。

谢谢您为母校增光添彩，祝您健康快乐！

柯　杨

2013年6月23日

前　言

离开西藏近三十年了。

这一生，很可能再也不会踏上这片高原了。但是对她的怀念，对往事的记忆，都永远留在我们心中。每当忆起在西藏工作、生活的情况，每当忆起那时的同学、同事和朋友，老胡和我都会抑制不住兴奋。仿佛又回到了那段日子——我们的年轻时代。

我的先生——胡廷瑞，已于2010年12月9日突发心肌梗死离开了我，离开了我们的家，孤独一人走向了另一个世界。自他走后，我一直不能平静下来，难过之余总想着用什么方式来更好地纪念他，纪念我们共同生活的点点滴滴。

好朋友刘爱民提出，把西藏十年——我们共同生活最精彩的章节写出来，用这种方式来慰藉对他的思念，我真是从心底里感激她的建议。这一年来，我把所有的精力都花在写这本书上，我一直在写、在改，尽管文字拙劣，但这每一个字都是我的心血和对他的思念。在写作的过程中，我的心得到了安慰，得到了平静。我将这本书，献给他——我的丈夫。每每面对他的遗像，我都在心里默默祈祷，如果有来生，我还愿意与他携手，再去我们心中的那片乐土——西藏，为她的发展，尽我们的一点点力量。在她的博大土地上，享受下一生的欢乐。

林　珊

2012年6月

目　录

第一章　进藏

毕业分配

1976 年的中国大地，政治阴霾压得人透不过气来。敬爱的周总理 1 月 8 日逝世后，“四人帮”的气焰达到了登峰造极的程度，邓小平同志再一次被打倒，“反击右倾翻案风”在“四人帮”及爪牙们的鼓噪下，一浪高过一浪。

我和我的先生——胡廷瑞，都是北京医学院 1975 届的“工农兵学员”，我们的毕业分配也正是在这个大气候下，发生了戏剧性的变化，完完全全改变了我们的人生轨迹。

第一次分配方案，我们俩都留在北京，据说我分在协和医院，而老胡分配到中医研究院广安门医院。当时不管留在哪家医院，只要能留在北京，我们的人生，我们的事业，如果按照这条道路走下去，很可能会在工作一段时间后去考研究生，或者和很多同学一样有机会出国深造。

然而，在那个年代，人的命运往往不会以自己的意志为转移。年初，以清华大学、北京大学几所著名高校为首的毕业生，凭着年轻人的热情，掀起了去西藏支边的热潮。当时北京医学院的毕业生并没有分配去西藏的名额，为了跟上形势，学校开了多次动员大会。在会场上表决心，甚至写血书的大有人在，但是，真到落实下来，竟然没有一个人。谁都知道西藏海拔高、缺氧、紫外线强、风沙大、边远又落后。作为上有父母，还有朋友、爱人的我们这一辈，不论是从家庭的角度，还是从专业、前途的角度来考虑，不是什么人都能义无反顾、说去就去的。

和所有干部子女一样，我自己的人生经历比较坎坷："文化大革命"期间，我父母都是"走资派"，挨批斗，吃尽了苦头，光我们家就被造反派抄过十几次。我只是个"狗崽子"，无处可去，插队是唯一的出路。我在山西运城插队 5 年，作为一名高中生，不甘心混同于一个普通老百姓，把自己的文化知识种到地里，所以一直自学一些医学知识，坚持在村里义务当赤脚医生。边干边学习，不仅在常见病的诊治上有了一些认识，也得到村里贫下中农的好评。这样才有了从运城县抽调上来的机会，作为"工农兵大学生"进入北医这个医学的殿堂，再次得到学习、深造的机会。对我来讲，这真是一生中十分难得的机遇。因此，我在专业知识的学习上，就好像一块干涸的海绵，饱吸着知识的甘露，4 年的北医苦读，使我受益良多。在政治上，因为父母都是老党员、老干部，子承父志，对党组织我也是积极靠拢、努力争取的。但父母问题不落实，入党在当时基本无望。毕业分配时，我已经 28 岁了，老胡比我小两岁，26 岁。我们希望早点结婚,办理了当年北医的婚字一号结婚证。各类动员大会，我们能躲就躲，几乎没怎么参加。但命运之神却没有放过我们，和我们开了一个大大的玩笑，一切都改变了。

学校相关领导找我们谈了话，希望我们能去西藏。原因很多：主要因为我们是两口子，到西藏后可以相互照顾；同时我们两个身体条件好，我是北医多年的田径队队长，中长跑冠军；老胡一直是铅球、铁饼的冠军，在高校比赛中拿过前三名。我们两人的父母——四位老人都是老党员，工作很好做，他们全都是无条件地支持我们进藏。老胡的父亲说，我们都是老党员，组织上叫我们进藏，我们都会无条件服从，何况是我们的子女。我母亲是战友话剧团的政委，她们团里如果别人的子女去西藏，她会做别人的思想工作，更何况是自己的孩子。学校的理由还是合情合理的，而且我们又都是插过队、支过边的人，对于农村缺医少药的状况，我们深有体会。服从组织分配我们还是可以做到的。校方的回答是：那就作为学校的毕业分配，让你们两个去西藏。我们无条件地答应了。

命运就这样决定了，可这一去就是十年！

1976 年 1 月 25 日春节期间，我们两家人在鸿宾楼一起吃了顿饭，算是为我们办了婚礼，照老胡的话说：他只花了 200 元钱，就把我娶进了家门。

婚后，我们两家都为我们进藏做准备：买日常用品，做被褥，尽量带一些能长期保存的食品……忙得不亦乐乎。可偏偏在这个时候，我出现了“早孕”反应——闻到一点油腥味就恶心、呕吐。这对于一对新婚的年轻人来讲本是件喜事，但却让我们犯了难：作为医学生，我深知怀孕进藏是有风险的——高海拔对于头一次进藏的人都是很大的考验，而怀孕的人，对缺氧更敏感，危险系数更大。更主要的是缺氧对胎儿极为不利，先天性心脏病的发病概率会大大提高。我陷入艰难的抉择：如果要孩子，我只能生了孩子再进藏，而让老胡一个人先进藏，去面对未知的西藏工作和生活，以及艰苦的自然环境。我又实实在在放心不下，我希望我们两人能够共同面对进藏后的一切困难，一起承担、一起迎战。最终我说服了老胡，也说服了两家的老人，毅然去北医三院做了人流手术。“留得青山在，不怕没柴烧”，这是自我解嘲的一句玩笑话，但心里真是酸酸的。肉体的痛苦，怎能比得上心里的痛。可此时已是2月下旬，我必须做出果断的决定。

列车西行

3月1日这一天，我们在两家亲人难以割舍的泪眼中，在同学依依惜别的深情中，同清华、北大的一百五十几名大学毕业生一起，坐上西去的列车，离开了北京，踏上了进藏的征程。北医专门派了两位老师护送我们和张亚利、李志明四位同学。

列车上一百多名大学毕业生中，大家都是单身汉，只有我们两个是正式结了婚的。在那个极“左”的年代，又赶在“反击右倾翻案风”的风口浪尖上，别人对我们两个“另类”有一些看法，不奇怪。一路上，每次开领队会，都反映我们特殊化：其实无非就是，两人在一起进进出出，穿戴又有些“资产阶级化”，因此显得扎眼。而我们的领队刘一老师可是个大好人，他总是一笑了之。他说人家是新婚两口子，女同志为进藏刚做了人流，身体不太好，在路上互相照顾，这也是人之常情。有他为我们顶着，对于一些指指点点，我们俩全然不往心里去。现在想起来挺好笑，所谓“资产阶级化”的打扮，就是我结婚时，妈妈送了我一件“文化大革命”前她自己的一件刚做好的玫瑰红色的大襟棉衣，更衬出我一米六五的身材格外有形，外面罩妈妈“文革”前买的一件苏式毛领的羊羔皮大衣，因为腰线做得别致，下摆像裙式散开，我穿在身上，有一种华贵感，与进藏“艰苦奋斗”一说好像不大协调；老胡又是五大三粗，又高又壮，皮帽、皮靴，加之一脸大胡子，我们俩走在一起自然格外显眼。但我们俩的个性向来是我行我素，从不看别人的脸色行事，不太在意小节，何况我们还在享受着新婚的快乐、幸福。和老师、同学们一起聊天，讨论着未来的工作生活，笑声、歌声不断，这与列车广播里一波未平一波又起的批判邓小平的文章、口号确实显得格格不入，没有一点政治气氛。

说起送我们进藏的两位老师，工作负责，又很有人情味。他们对外既要维护北医的荣誉，又要保证我们应有的利益，这一点，在当时那种大环境下是很不容易的。一路走来，十几天的路程，直到拉萨，他们的关心照顾让我们 4 位进藏的同学终生难忘。

长长的列车，迎着初春的寒风，一路西行。后来一个意外事件，才让其他院校的同学，对我们北医学生的看法有了转变。事情是这样的：列车上一位农村妇女，突然发生妇科大出血，列车上的广播紧急呼叫，请医务工作者前去帮助抢救病人。闻讯后，尽管我自己身体不适，

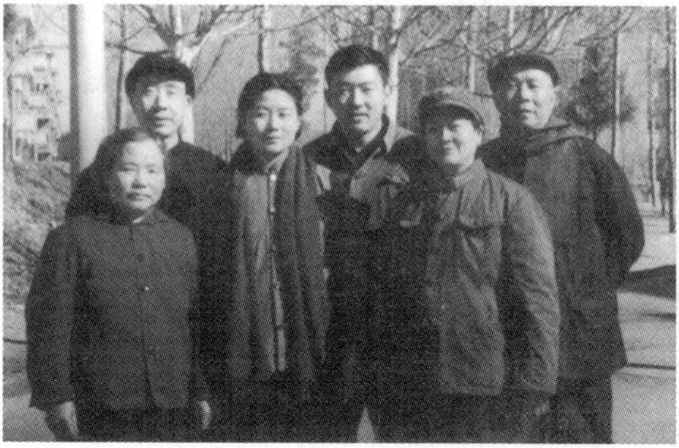

双方4位老人为我们送行，左边两位为胡廷瑞父母，右边两位为林珊父母

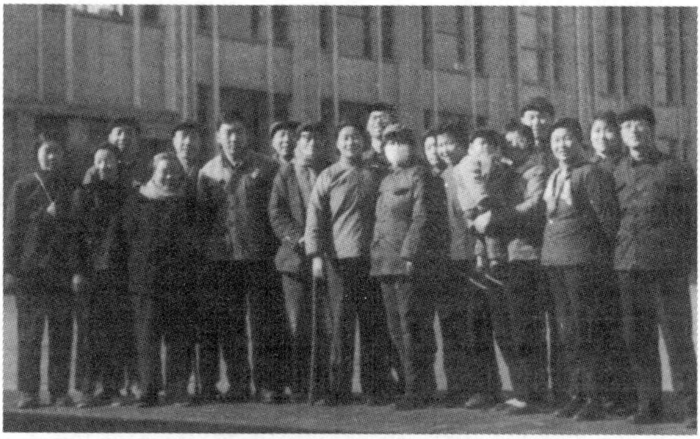

亲朋好友为我们赴藏送行合影

但我还是马上带着我的小药箱，第一个赶到出事的车厢。我看到人们拥挤在车厢通道上，厕所里两位女乘务员扶着一名面色苍白的青年妇女，地上拳头大的血块混着鲜血流了一地，病妇双脚和裤腿已被鲜血浸透了，血还顺着裤腿往下流。我说明了自己是北医的毕业生，问了病

史，和乘务员一起把她扶到列车员休息室，迅速喂她服下了我为自己准备的云南白药及“保险子”，并给她喂了一大杯浓浓的红糖水，让她躺下休息。过了半个多小时，血止住一些。原来，这位农村妇女，因为探亲刚上的节育环可能位置不对，卡在宫颈口上，造成血管破裂大出血。现在虽然稍止住了些血，但是如果节育环不取出来，随时还会再发生大出血。病人已失血过多，应尽快输血才能保证生命安全。在列车上，我们既没有工具也没有输血的条件，我和列车长商量，从对病人生命安全考虑，只有尽快送病人下车，到最近的医院抢救治疗，否则病人再次出血，后果不堪设想。列车长听了我的意见，很快与下一站取得联系，做了及时的安排。当列车在最近的一站临时停车时，急救车已在站台上闪着红灯等候着病人。看着病人被安全地抬上了救护车，我与来接站的医生做了病情介绍，急救车呼啸着开出了车站，我们的列车也缓缓地启动了，可我的心却仍不能平静，不知道这位妇女是否能死里逃生渡过这一关，直到后来，列车长把她得到及时救治的信息告诉我们时，我这一颗悬着的心才彻底放下来。对于列车长的感谢，对于同行大学生们的赞扬，我们北医的同学表现得很淡定，这正是我们的职责。过去、今后在我们的职业生涯中，这样的事情太多了。但这个事情发生之后，改变了很多同行大学生对我们的看法，大家开始主动与我们打招呼，见了我们也是一脸的微笑，这时，才让我们有一种融入集体的快乐。

列车在陇海线上奔驰了三天三夜，一路上，诗人贺敬之的《西去列车的窗口》中的诗句，不时在我心头翻滚：

“在九曲黄河的上游，
在西去列车的窗口……
一站站灯火扑来，像流萤飞走，
一重重山岭闪过，似浪涛奔流……
……
戈壁荒原上，你漫天的走石飞沙呵，
革命道路上，你阵阵的雷鸣风吼！
乌云，在我们眼前……
阴风，在我们背后……
江山呵，在我们的肩！
红旗呵，在我们的手！
……
呵，祖国的万里江山、万里江山呵！……
呵，革命的滚滚洪流、滚滚洪流！……
现在，让我们把窗帘打开吧，
看车窗外，已是朝霞满天的时候！”
……

过去，我背诵过、抄写过这首充满革命浪漫主义的佳作，它激励着我们这一代多少有志青年。我大哥也是在这首诗的感召下，1965 年底自己申请去了新疆石河子的生产建设兵团，一去就是二十年。如今，我又走在进藏的路上。今后的生活、工作会发生什么，我真是不得而知。但我总有一个信念，只要和老胡在一起，我就会充实、有力量。更何况，我们是医生，只要有人就有我们的工作，我们的生活就会有意义。

柳园一日

列车把我们送到甘肃的柳园站，下了火车，全体进藏人员在这里进行一天休整。之后的路，我们将改乘公交大巴进入西藏，直达目的地——拉萨。

刚到柳园时，老胡就头痛难忍、血压升高，带队的老师有些紧张，怕他经不住进藏的高原反应而无法继续前进，更怕一路上出些意外，特意在简单的招待所为我们安排了个单间，让我照顾他。3 月初的柳园仍然冷得滴水成冰，我让他早早服了降压药休息，也许是睡得好，第二天他的血压明显好转。早上老师安排大家上街转转，为进藏再采购点东西。这个安排使大家疲劳了几天的神经似乎一下子松弛了下来，尽管天不太好，仍阴沉沉的，时不时还飘上几朵雪花，但同学们的热情并不减，都三五成群，高高兴兴地上了街。

说起柳园，并不是什么大城镇，当时给我的感觉，更像是货物集散地，南来北往的卡车进进出出，火车运来的货，很快就被运往四面八方，但绝大部分是发进西藏的。这条西藏运输大动脉，就是我们即将踏上的“青藏公路”。

柳园没有什么大的楼堂馆舍，但人可并不少，由于我们这批学生的到来，这里更加热闹了。我们也随着三五成群的学生，说说笑笑上街购物。不知是哪个学校的几个男生，正在一个大磅秤前比试，有上有下互相打趣好不热闹，老胡一下就被他们吸引了，也走过去凑热闹。他穿着皮大衣、大头靴，往秤上一站，一下打到 200 斤（100kg），全场一片哗然。有人称赞，有人羡慕，还有人过来拍拍他宽厚的胸膛。老胡倒是无所谓，但我看着他一脸大胡子，大老爷们的劲头，心里泛着一种自豪。回想起第一次我见到老胡，那是我刚从运城来到北医时，和弟弟一起到北京站取行李，我前面站着两个带皮帽、穿军大衣的人，一看就知道是从东北兵团回来的，弟弟伸头看到他们手中的提货单，悄悄对我说："他们也是北医的。"其实我早看到了，那个大块头的人叫胡廷瑞。就是这个大块头，才会给我留下特殊的印象，也正是这股男子汉的第一印象，才使我们在北医近 4 年的交往中，从相识到相知，最终走到一起。如果真有缘分一说，那么这就是"缘分"吧！

我们在柳园逛了半天，买了些什么早已不记得了，但在那儿，为老胡买了一双进口的羊皮鞋却一直没忘。别看他人高马大，但脚型还挺秀气。那双用皮子一条条编成的进口黑皮鞋，做工好，款式新，秀气且不失男人的贵气，45 码独此一双，正合适他这个"大足县"人的大脚（老胡的父亲是四川大足县人，所以我经常以此跟他开他大脚的玩笑）。尽管价格不菲，我毫不犹豫就买了下来。老胡非常喜欢，了解他的人都知道，看似五大三粗的他，内心里却是个文人。写诗、画画、作曲都在一般人之上，写得一手好字，在学校里也小有名气。同时又非常爱美，这双鞋很合他心意。在藏十年，成了他礼服中不可缺少的一样饰物，大凡有些特殊的活动，他准穿那双鞋出场。

第二天，3 月 6 日，这天是我 28 岁的生日，因为在路途上，我们也没太过多在意。所有进藏的人，从这天开始，都改乘大巴。怕老胡血压不稳，领队安排我们坐进吉普车，正式进军西藏。

参观敦煌

一出柳园，就进入一望无际的沙漠，让我们一下感受到了大西北的蛮荒。狂风肆虐、黄沙滚滚，人迹罕至。但万万没想到的是，我们竟然得到一个千载难逢的机会——去敦煌参观千佛洞、莫高窟。这不仅给我的生日增添了色彩，让我永生难忘，也使我们所有进藏的学生受到了教益。大家高兴极了，尤其是老胡，他从小酷爱美术。他爸爸告诉我，他五六岁时，竟然爬到别人小汽车底下去画汽车，引得全家一阵紧张。在一〇一中学上初中时，就是学校美术组的成员。也正是由于他画得好，字又漂亮，在东北兵团才有发挥的机会，为他能回北京上大学创造了条件。而在大学期间，我们的友情、爱情，也是在一次次为班里、学校、医院出板报、墙报的过程中，由萌芽到成熟。他总是感慨，如果不是“文化大革命”，如果他可以自由选择职业，他首先会选择搞美术这条道路，而不是误打误撞地进北医当大夫。在北京我们结婚的新房中，他专门画了一幅国画，因为他属虎，就画了一只斑斓猛虎，回眸望着山顶一枝梅花。还草书一幅毛主席诗词《沁园春·雪》。这两张作品，为简单的新房增添了不少色彩，受到朋友亲人们的称赞。

这次能到莫高窟参观，老胡兴奋得什么病也没了。上上下下，大洞小窟，只要开放，我们俩都饱览无余。每幅壁画，每组佛像，他都赞不绝口，大有“流连忘返”的感觉。这一窟窟历经千百年留存至今、仍然栩栩如生的壁画，让人叹为观止，发人深省。更让我们敬佩的是为莫高窟的保护、整理付出一生心血的敦煌文物研究所所长常书鸿先生。听说他为了保护当年几番遭到掠夺的莫高窟，献出了毕生的精力：滚滚黄沙中，他年轻的妻子不甘这里的寂寞荒凉，离他而去；青年弟子不能忍受这里贫苦无望的生活，离他而去；而他一个人，忍饥挨饿甘受寂寞，一干就是几十年，一干就是一辈子。一点一滴，将千佛洞整理、修复、建档、保护，使莫高窟才有可能成为现在这样一个世界上绝无仅有的、气势恢宏的文化圣地、佛学圣地，得以在全国，乃至全世界传扬。他的一生不能不令人佩服，他的一生，才是真正有价值的一生，尤其能听他亲自讲解，感触就更加深刻。

一天的参观意犹未尽，但总有结束的时候。车子缓缓开出，走进沙漠，我回头望着大漠中的月牙泉及湖水边钻天的白杨，望着渐渐远去的千佛洞半壁山，感慨不已。千百年来，大自然的鬼斧神工，竟然能在大漠中留下这样一片绿色的圣地……

出了敦煌，车队一直向南行，随着海拔渐渐升高，一路的景物也越发荒凉，成片的无人区，除了戈壁就是荒草，有时一天也见不到一个人。每当看到一群牛羊，或一个帐包，都会让我们这群年轻人激动一阵。我们吃住多在兵站或大点儿的道班，尽管到哪儿都受到热情的欢迎，但条件有限，像这些地方，一时很难接待这么多人。何况，海拔高，所有的主食必须用高压锅才能做熟。限于道班、兵站的条件，吃“黏面条”“黏馒头”的事慢慢也让大家理解了。中午经常是吃带的干粮，冷的热的就更没准了。

天气严寒，睡集体宿舍大地铺，一夜下来都暖不过手脚，因此热水、热粥对缓解寒冷是最宝贵的，但往往也是来之不易，少之又少。尽管这样，一车车年轻的大学生们，热情并不减，乐观向上的精神风貌显现在一张张年轻的脸上，使我们每天都在激动与新奇中度过。尤其让我们吃惊的是，青藏公路上那上百公里用盐铺的公路。汽车在白花花半透明的结晶盐的路面上行进，太令人吃惊，太不可思议了，可见这边远的青藏高原上，还有太多太多我们过去闻所未闻、见所未见的奇闻异事，这也许正是吸引我们的地方。不到青藏高原，真不知天地有多大，多奥妙神奇呢！

难忘格尔木

格尔木，是青藏线上一座重镇。随着西藏天翻地覆的变化，它也由一个名不见经传的小镇成为青藏线上一颗耀眼的明珠。记得我在西藏工作期间，出差坐飞机在格尔木转乘，看到的是一座现代化的城市拔地而起，高楼大厦，灯火阑珊，变化之大让人不敢相信。但往日的格尔木，那荒无人迹的马路，那昏暗的路灯，那小小的街心广场，那圆圆的、干涸的水池，却在我的心里永远抹不去……

一路行程中，老胡的血压时高时低。随着海拔的升高，路更难走，生活更加困难。老胡的情绪似乎也有了变化。原来他是个爱唱、爱笑、爱说、爱闹的人，但现在的他总是烦躁，常常无缘无故和带队老师“吊脸子”。他这人一辈子都是这样，生气时不吵不闹，就是脸一拉、没表情、不说话。我觉得老师们已经很照顾我们俩了，环境是艰苦，也可能我们每个人的承受能力不同，我还比较乐观，为了让他高兴起来，常和他耍贫嘴，开玩笑，但他就是高兴不起来。

到格尔木那天，吃过晚饭他竟一个人出去了，天完全黑了也不见回来，这是从来没有的事。过去，无论到哪里，他都让我陪着他，大家开玩笑说：这叫秤不离砣。而今天他却是不辞而别，一走就是一两个小时。我有些沉不住气了，决定出去找他，谢绝了老师和同学的帮忙，我一个人走上陌生无人的街道。

灯光很暗，道也不熟，在这没有人迹的大街上，我第一次感到莫名的失落，在这远离家乡的小城，我格外孤独。为了找他，我左顾右盼，一直走了很远。在一个小小的广场上，模模糊糊见一个人坐在那里抽烟。我觉得像他，快走了几步，才看清果然是他，坐在一个干涸了的圆形池子的台阶上。他抬头看看我，没有说话，仍然抽他的烟，看到一地的烟头，我知道他已经抽得不少了。见他不理我，我也有点不高兴了，坐在他旁边，憋着气谁也不理谁。可最后还是我忍不住了，站起来对着他竹筒倒豆子，呼呼啦啦冲他喊起来："进藏的事，确实是我先决定的，可你也是同意和我一起来的，既然来了就得做好吃苦的准备，怎么连西藏的大门还没进就开始闹情绪了？既然吃不了苦，就早点回去吧！反正我要继续往前走，是走是留你自己定。"说心里话，我真怕他因为这一路的艰苦而畏难了，要打退堂鼓了。

他抬头看看我，丢掉手里的烟头说："今天是 3 月 8 号，是我 26 岁的生日。"一听这话我恍然大悟。可不是吗？前两天 3 月 6 号在敦煌我过了 28 岁的生日，而今天，是他 26 岁的生日。我们的生日只相差两天，这在过去被我们当成一种缘分，这又是婚后他的第一个生日，却让我给忘得干干净净，难怪他不开心。我抱歉地笑着拉起他的手说："都怪我，怪我这两天把日子忘了。"看我挺诚恳，他苦笑了一下。我忙接着说："这一路奔波劳顿，心里总不那么踏实，真不知前面的路是水还是火。再等几天，可能到了拉萨就好了，到时候我们两人一起补过个生日吧！"他望着远处昏黄闪烁的灯火，心事重重地说："其实生日过不过真没什么，只是想想进藏以后，我们这一辈子的前途就丢在这种地方了，真有些不甘心。"这才是他的真实想法。我忙安慰他说："咱们还年轻，真正的生活还没有开始呢，我还是那句话，哪里有人哪里就有咱们当医生的工作。我就是不相信，别人能活我们就活不下去？”这就是我的性格——简单而又执着，只要是自己下了决心的事，就一头走到底。对于插队生活，很多人都觉得苦得受不了，可我插队 5 年，觉得农村生活丰富而多彩，说心里话，真让我去当工人，每天每月每年干一样的活，守在一个车间里，我可能反而受不了。我更喜欢农村，感受着一年四季的变化。他望着我，半天才说：“你真能挺住，我就放心了。”说着拉起我的手，两个人肩并肩慢慢向住地走去。我们都没说话，但我心里明白，老胡心比我细，想得比我多，这一路走来有些思想顾虑，是完全可以理解的。

来到格尔木之后，尽管他没再说什么，但我却明显感觉到他的情绪有所好转。在这样艰苦的环境中，思想的斗争、思想的波动，谁都会有。但我总觉得：像我们这样“老革命”的子女，从骨子里还是有一种精神的。他也常提起他父亲，一个稍有点文化的农民，自己能从四川大足县一路走到延安去投奔抗日的队伍。我也记得从小就常听妈妈讲：她 14 岁时，姥爷送她参加革命，因为她是女孩，人家不要她，可她态度坚决，为了考验她，让她和小伙子一样，全副武装地比赛跑步，能跟着跑下来才有资格留下。作为刚初中毕业的，北京来的姑娘，她硬是咬牙坚持下来了，从此走进了革命的队伍。后来才有机会去了延安，在革命部队一干就是六十几年。父母就是我们心目中最好的榜样，这种影响，扎根在我们心里，溶化在血液里，对我们一生一世都有着深远的影响。

出了格尔木，车队继续南行，一路经过五道梁、沱沱河等兵站，海拔越来越高，出现高原反应的人也越来越多。而老胡因为一直坚持服用降压药，反应倒越来越小，情绪也越来越好，这让我心里踏实了不少。

经过沱沱河的这一天，是发生高原反应的人最多的一天。虽然这里海拔并不是最高，但沱沱河一向有“头痛河”之称，据说是与当地有某些矿物有关。所以到这儿的人一般都反应强烈，而头痛是缺氧最早的症状。这一晚上，我们4个北医刚毕业的医生就成了全队最忙的人了。为了照顾老胡，他留在宿舍等上门“就诊”的同学，而我们3个，分头到各个宿舍，量血压、送氧气袋、量体温、送水送药，忙得不亦乐乎，自己有没有反应也全然顾不上了。等大家都睡下了，我才觉得自己也是头晕呼呼的，脚下像踩了棉花一样。但是好在一夜平安，全队没一个因缺氧而发生肺水肿的。等我躺下时，感到头痛欲裂，但疲劳压倒了一切，很快我就睡着了。

第二天，车队出发时，由于病号多，老胡主动上了大巴车，把吉普车的位子留给了更需要的同学。我们坐在大巴车上，说着、看着、想着、议论着。望着大片的无人区，荒凉的戈壁滩，为青藏高原辽阔、古朴、宏伟、壮丽的风情所折服。

唐古拉山巍峨壮丽，是我们一路走来所经过的海拔最高的地方。海拔5000米，就已经超过了人体生理能承受的极限了。当汽车进入唐古拉山脉后，一路向上，汽车上说话、聊天的人渐渐少了，我看着一个个口唇青紫、昏昏欲睡的同学们，心里有些不踏实。早听说红军过雪山时就怕睡着了，因为这是大脑缺氧的表现。怎么能让大家兴奋起来，战胜这海拔五千多米的死亡线，我和老胡就带头领着大家唱起歌来，想用歌声来鼓舞士气，用歌声来战胜缺氧。开始同学们都积极响应，和我们一起唱起《长征组歌》中的《过雪山草地》，但后来，缺氧使得能跟上我们一起合唱的人越来越少，最后就只剩下我们两口子了。我们两人一会儿二重唱，一会儿独唱，直到汽车过了海拔五千多米的唐古拉山口。见到我们俩居然什么反应也没有，连司机师傅都佩服得竖起大拇指，说他在这条路上开了十几年车，从没见过有人是唱着歌过唐古拉山口的。

过了唐古拉山口，我们就真正进入西藏了。能唱着歌过唐古拉山口，能唱着歌进藏，也让我们感到无比骄傲。两个人的默契，两个人的相互支持，在西藏十年中，多次帮助我们克服了难以想象的困难。而每一次战胜困难的喜悦，又更能促使我们的感情得到一次升华。

初到拉萨

车队在雪域高原行驶了15天，终于胜利到达拉萨，受到自治区党、政领导及藏族群众的热烈欢迎。我们首批进藏的大学生，被安排在条件最好的自治区招待所，住的是标准间，吃的顿顿是八菜一汤。在当时并不富裕的西藏，可是尽了最大的努力，以最高的规格，使我们这些满怀激情、一路劳顿的年轻人有了一种到家的感觉。往日对西藏的畏惧，很快就被拉萨的热情、神奇、美丽、朴实所感染、震撼，消失得无影无踪了。想当初，在北京，一说去西藏，个个如同谈虎变色，然而眼前现实的拉萨是那么多姿多彩、那么好客奔放，与来时想象的完全不同。现在想来，觉得过去太幼稚了。

头几天，自治区领导安排我们参观，初步了解西藏的基本情况、风土风貌、民族人文及历史。我们有机会参观了宏伟的布达拉宫，为文成公主修建的大昭寺，富有神秘色彩的哲蚌寺，以及达赖的行宫——美如仙境的罗布林卡。不仅对西藏的历史、宗教有了进一步认识，更亲身感受到西藏的民族风情，对这个热情质朴的民族，对那些悠久的历史，以及灿烂的民族文化，也有了更多了解。这一切无不体现在他们的建筑、绘画、歌舞、医药等方方面面。

我们还参观了拉萨手工地毯厂，看到那些年轻的藏族姑娘，个个都是能工巧匠，她们灵巧的双手，或编织或修剪，一幅幅如花似锦的地毯，不仅风格独特，且艺术性很强，令人赏心悦目，美不胜收。这些地毯或成为工艺品被收藏，但更多的是出口创汇。

堆龙德庆县，是离拉萨最近的县，也是西藏“学大寨”的一面红旗。我们参观时看到那些社员，勤勤恳恳忘我的劳动，想到我们是来为他们服务的，也更有了一种责任感。说西藏落后，从各方面来讲，无论物质生活、精神生活，还是从人民生活水平上来看，的确比当时的内地至少落后一二十年，但是我们刚踏上这块土地，就体会到这个民族有一种精神，这个民族的发展将是不可限量的，我们正是为了她腾飞的明天而来的。我们将用我们的知识，为她的明天献出力量，这值得我们为此自豪。短短的几天，我们就爱上了西藏，对进藏的选择没有后悔。

接下来的几天，就是座谈形势及分配工作，有些事却让我至今难忘：

首先是亲人朋友最关心我们在西藏拉萨有没有明显的高原反应。我们到拉萨的感觉就是晚上睡觉头痛，这也是我后来十年在西藏工作的一大感受。其次就是千万别吃得太饱，否则心脏承受不了。刚到拉萨，由于一路千辛万苦，饥一顿饱一顿的，见了招待所的八菜一汤就特别亲，但稍多吃一点，就心跳加快、胸闷气短，不能把衣领系得太紧。大家都有同感，一两次后，再好的饭菜也得悠着点了。

再有就是初到拉萨几天，那里有一个独具民族特色的“八角街”，特别吸引我们。我和老胡都对那里特感兴趣，那里街道不宽，但却集中了尼泊尔、印度以及藏族、回族、汉族等各国、各民族的工艺品店，门脸不大，店面很小，有些仅几平方米大，却琳琅满目地摆满了各种手工艺品和鲜艳夺目的饰品。别具民族风格及异国情调的服装、鞋帽，全都做工精良，件件让人爱不释手，件件让人称奇不已，就是一块天然的玛瑙、松石、水晶，都晶莹璀璨，古朴而又神奇。经历过“文革”、插队的我们，在那样一个极“左”的年代，能在这天边的世界，看到这一切，除了新奇、惊叹之余，更多的是一种美的享受，看不厌、摸不够。奇异的藏香、美丽的孔雀羽毛，是我们的首选，为了布置我们未来的“小家”，五毛钱一支的孔雀羽毛，买了一大把，藏香则可以放到衣物中防虫。我兴奋地说，

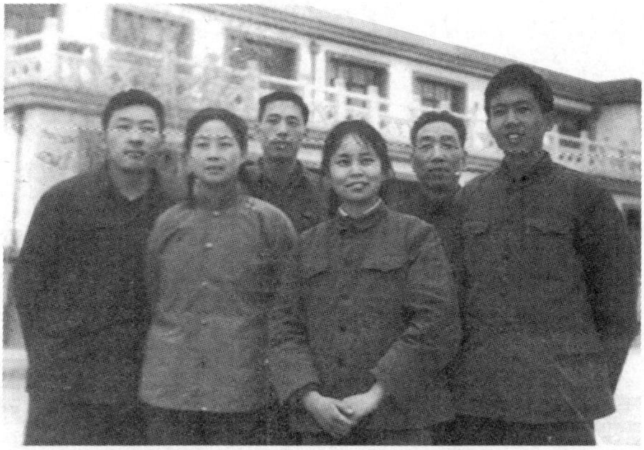

自治区招待所前我们六人的合影

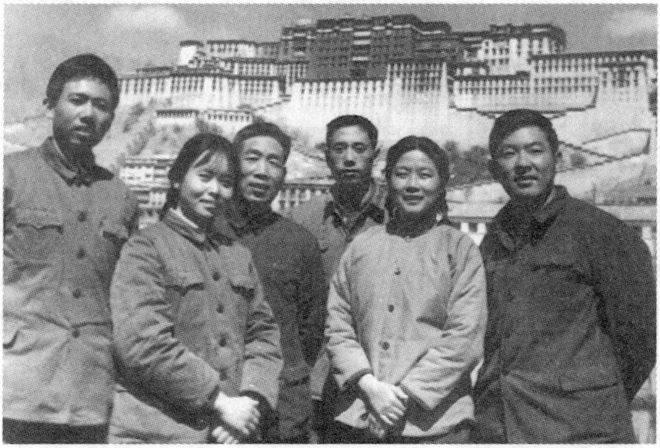

初到西藏，布达拉宫前（前排右起：老胡、林珊、张亚丽和李志明，后排左起为刘一老师和北医人事处老师）

回北京时一定到这里买些好东西送人。老胡笑我进了“太阳山”，什么都想买，什么都想要。真是那样，我看什么都喜欢，看什么都高兴！可惜有些美丽的服饰，我们都用不上。我回他一句:“让我看着也高兴啊！”以后在西藏十年中，每当有机会去拉萨，“八角街”都是我必须去逛的地方。

在拉萨招待所，我们不能不提及与四位进藏插队的大学生的关系，那可真是“不打不成交”。后来我们都成了非常好的朋友，但每当提起相识之时，总会让人笑个不停。

在招待所集体就餐，北医老师和学生加起来共 6 人，领导就把清华、北大 4 位进藏插队落户的大学生与我们安排在一桌吃饭。有意思的是他们 4 位，在我们这批进藏大学生中是最“革命”的几个人，而我们又是最“资产阶级化”的人。不仅是两拨人的着装明显不同，我们穿红戴绿，衣着相对考究，而他们 4 个真是“插青”模样，不是一身蓝，就是一身灰或一身军装。面部表情也很有意思，我们有说有笑，无拘无束，而他们个个一脸严肃，不苟言笑。

刚开始，双方都看对方不顺眼，可谓“话不投机半句多”。但是一日三餐，几天下来多少有些交往，开始还拘着面子，客客气气，可三天后，情况就不同了，餐桌成了辩论的“战场”，专题只有一个：大学生插队，对国家有利还是有弊。首先发难者是老胡，他总觉得他们几个“左”得可爱，我们支边已经下到基层，没有必要再去当一个农民，对自己、对国家都是一种浪费。国家培养一个大学生花费了多少人力物力，是要我们在实际工作中报效国家的。而当一个农民，大材小用，对国家的投资，对自己的专业知识而言，可惜呀！

反方的观点是：下到最基层、最需要知识的地方，才是真“革命”。反方代表是北大的小冯，他的女朋友小金，一位漂亮的朝鲜族姑娘，与他一起去插队；另外一个也是个干部子女，清华的小张，一身蓝制服，朴实无华；而小孙是清华大学的青年教师。因为我们都是年轻人，所以讨论起来绝不会冷场。但这种辩论仅仅是个开始，一直持续了几年时间，我们谁也说服不了对方，直到“四人帮”被打倒，他们陆续被分配到机关里搞自己的专业，每每见面说起这段往事，大家都会心地哈哈一笑。这种戏剧性的变化，也只有那个时代才会发生吧。

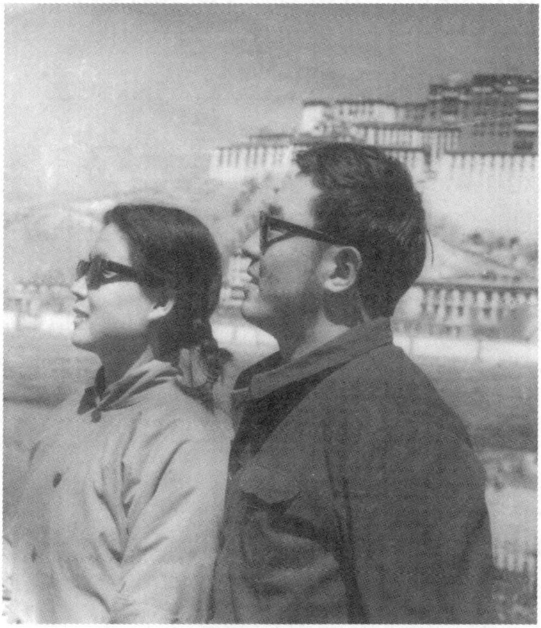

老胡和我在布达拉宫前的合影

最后的分配方案下来了，我和老胡留在拉萨市人民医院，而同来的两个同学，分配到“山南专区医院”。他们俩年龄比我们小点，对下到专区有点畏惧，所以提出异议。这让带队老师有些为难，只好做我们的工作，让我们与他们对调一下。这对我们无所谓,已经来到西藏了，在专区还是在拉萨都是工作，我们很痛快地答应了，带队老师总算松了口气。不仅如此，还是我们向老师建议，在离开自治区招待所之前，为他们俩举办一个特别的婚礼。在进藏的这批大学生中,这件事也一直作为美谈传颂。

我们的想法是：两个年轻人既以朋友关系进藏，刚到一个新单位，人生地不熟，常在一起也是难免的。如果结婚了以两口子的身份在一起，相互照应会更方便一些。老师也认为我们的考虑更周全，因此全力支持。他们自己在这种情况下，当然愿意，事情就这么顺理成章地定了下来。

婚礼是临分手的前一晚上，在招待所小会议室里举行的。我们为他们筹备了简单而又别开生面的婚礼，带队的领导和各校的大学生都来参加，喝喜酒、吃喜糖，真是好不热闹。说是婚礼，其实更像是个联欢会，因为第二天一早，大家就要离开拉萨，各奔前程，到新的工作岗位去报到，所以这一晚就更显得珍贵，就更加热闹、值得纪念。

山南一瞥

第二天一早，我们与带队老师一一告别，启程前往山南，而一路同行的还有 8 名分到山南专区各单位的大学生，及 4 名去山南隆子县列麦公社插队的清华、北大的大学生。让人想不到的是，有 6 名是刚刚从北京赶到拉萨的中学生，他们被集体分配到山南乃东县插队落户，也与我们同车前往，这一下又壮大了我们进军山南专区的人马。

山南专区是以农牧业为主的地区，素有“西藏粮仓”之称，其行政机关所在地，在地图上称为“泽当”，藏语的意思是“猴子玩耍的地方”。进藏参观罗布林卡时，就有一幅巨型壁画，讲述了泽当一座海拔四千多米的山上，有一个山洞，西藏民族就是由这个山洞的猴群，历经千百年的艰辛磨难，一步步走下山，一步步由猴进化成人，形成了今天的藏民族。而这座神山，被视为藏民族的发祥地。在山南，我们曾到神山去朝拜过，虽然山洞并不太大，但经幡、泥塑供奉得非常多，出自民间制作的小菩萨栩栩如生，惟妙惟肖。这一切都说明泽当、山南在西藏的重要地位。

又坐上大巴车向山南出发了，上车后我们才发现这是一辆多处没有玻璃窗的破车子，尽管我们挺吃惊，但西藏条件差，我们好像没太在意，可谁知道，二百多公里的“扬灰”路，我们可谓“尽朝灰”。开始大家都忍着，也不知道从拉萨到山南有多远。车一走五六个小时，还是我实在是忍无可忍了，把我和老胡带来的所有口罩都拿出来，给每人分发了一个。谁也没有谢绝，这下才解了大家的“痛苦”。

汽车先是沿拉萨河向南走，后来转弯沿雅鲁藏布江向东行。我们的目的地——泽当，就在雅鲁藏布江南岸。快进泽当时，首先映入我们眼帘的，是雅鲁藏布江边那一排排刚刚吐绿的白杨树，迎风而立、欣欣向荣。后来我们才知道，这一排排防护林，正是山南专区各单位职工，年年植树造林的成果，同时，也是我们每次进入泽当时最醒目、最亲切的标志。

刚进入泽当路口，车子停在簇簇迎春花前，但我们没有机会欣赏这春的使者。伴随着热闹的鼓乐声，专区的领导和藏族同胞们已经把我们的车团团围住。尽管我们个个都是“灰头土脸”，谁也顾不上拍打身上厚厚的灰土，就一个个忙着下车，双手迎接藏族群众献上的哈达。这时敬上的青稞酒、酥油茶又纷纷递了上来，弄得我们一个个手忙脚乱，还不知先接哪个好，就已经几杯青稞酒下肚了。尽管酒水冰凉，但喝进去后，很快就全身发热了。还没有缓过神来，紧接着又是几碗热腾腾的酥油茶，这一冷、一热、一油，结果可想而知，跑肚拉稀好几天，但这份热情却是那么的宝贵。

我们一行，同样住专区招待所，但与拉萨自治区招待所相比，条件就简陋多了，也就相当于内地一个公社的设施。几排平房，几张铁床，没有取暖设备。初春的山南，早晚还是挺冷的，但可喜的是一到白天，艳阳高照，又十分暖和。

开始的学习、情况介绍、联欢会也忙了几天。让人难忘的是我们在专区举办的联欢会上，看到了“山南专区文化队”的表演。这是我们第一次看真正的藏族歌舞，热情奔放，原汁原味的藏族风格，让人耳目一新。照老胡的说法“热烈的像青稞酒，浓郁的像酥油茶。”这些演员后来很多都成了我们俩的朋友。更让人印象深刻的是：在联欢会上，朝鲜族姑娘小金，带我们几个女生上台表演了“红太阳照边疆”的朝鲜族舞蹈；去乃东插队的中学生小吴，表演了芭蕾舞“沂蒙颂”；而我和老胡的“二重唱”也颇受欢迎。这也成了我们的“保留节目”，在专区、在医院，只要有联欢会，我俩必上台，每次都多次返场，也为我们的生活增添了不少乐趣。

联欢会之后，很快我们就送走了到乃东县插队落户的6名北京中学生。乃东县离泽当很近，也就半小时路程，这些小朋友后来和我们很熟，尤其当他们分回泽当以后，来往就更多了。

中学生一走，就是4名去列麦插队的大学生。听说列麦公社是西藏“学大寨”的一面红旗。在那里插队落户的还有2名江苏的退伍军人：小倪和小李。他们也是在全国有名气的人，在以后的日子里，我们也成了朋友。

剩下我们留在专区的10名大学生，很快各就各位，有人去了农牧局、水利队，有人去了农机厂、汽车大修厂，还有人分到“沃卡”电站，有人分到中学和专区办公室。而我们两口子到山南专区人民医院报到，从此真正开始了十年西藏的从医工作与生活。

第二章　初到山南地区人民医院

最初印象

北京医学院，在全国称得上是医学院校的最高学府，但毕业生分到西藏的却是寥寥无几。山南地区人民医院，各地来的大夫都有，但北医来的，我们算是第一批，因此院里很重视。欢迎大会后，特地腾出一间办公室，让我们安了“家”。

为了尽快上班，不到一天，我们就把“新家”布置出来了，虽然并不华丽，但很有新意。在西藏这个地方，我们自己觉得还是挺不错的，每位到我们家里来“参观”的同事都赞不绝口，都说北京来的大学生就是不一样。

一张木制的双人床、一张三屉桌、两把靠背椅，是医院分配给我们的家具。而我们自己也只有两只大方木箱。吃饭用的锅碗瓢勺、高压锅、煤气炉在百货商场基本上全能配齐。

我取出在北京买的两块白色尼龙窗纱，在床前拉了一道帘子，把十几平方米的小屋一分为二，里面是卧室，床上是里面三新的床单、被子、枕头。桌子在靠门边上的窗子前面，铺上台布，放上台灯，两把靠背椅分放两边，这就是我们读书学习兼吃饭的地方。两只木箱摞在一起，上面同样铺上台布，放上一只闹钟，一对大红色竹节状的花瓶，插上我们北京新房里的绢花和拉萨买的孔雀羽毛，立刻就有了“新房”的氛围。

这天来的人真不少，有帮忙的，也有看热闹的。借此机会，我们认识了不少人，还有幸认识了两位北京老乡。一个是内科主任牟大夫，一个是中医科的张大夫。因为老胡一下子就被牟大夫相中，选到了内科。十年来，牟大夫成了他最好的老师和朋友，而张大夫很快就内调了，但他的中医知识也在工作中给了我们不少帮助。

医院分科时，我一心想进妇产科。在学校时，很多老师和同学都说我麻利，身体又好，将来一定是个好妇产科大夫，而我自己也特别喜欢这一科，在山西插队期间，我就利用回家休息的时候，专门到东四妇产医院学习接生。大学妇产科实习阶段，有些男生不爱去产房，常常把机会让给我，让我替他们值夜班，我的实际锻炼机会增加了不少。可现实是：山南医院妇产科，藏汉族大夫共有 5 位，实力在各科中已经很强了，所以，妇产科不缺人，我就被外科刘主任挑走了。

外科当时只有 3 名大夫，一个藏族、两个汉族。主任刘大夫，是抗美援朝时的志愿军，后来转业到地方，有机会学习了医学，他在外科无论是理论知识、还是手术技巧，相比之下，都是最好的。另外一个汉族大夫，长得人高马大、一头卷发，藏语说得呱呱叫，不知道的全都认为他是个藏族人，其实他老家是甘肃的。他聪明能干，虽然只是中专毕业，但在北京协和医院外科进修回来，业务能力有了很大的进步，何况他本身头脑灵活，体力又强，一看就是典型的外科大夫，他有个非常形象的外号——“牦牛”。

强巴单增是外科唯一的藏族大夫。听说他的文化知识是从小当喇嘛在寺庙里学的，民主改革后有机会从医，他的外科知识以及技术水平，是在北京协和医院刻苦学习获得的。他十分好学，肯钻研，对工作极其负责任，手术特别仔细。他那瘦高的身影，每天都是第一个到病房、最后一个离开病房。我分到外科，在 3 位大夫身上，都能学习到我在书本上学不到的东西，因此也决心“忍痛割爱”，放弃妇产科，全身心地投入到外科工作中去。

刚开始上班，安排我们跟藏族医生一起坐门诊。用一周的时间学习最基本的藏语，熟悉情况。妇产科的尼玛老师，把最基本的藏语，如吃、喝、拉、撒、睡，及问病史的简单藏语教给我们，我们用汉语拼音写在本子上。有病人时，听老师说，没病人时抓紧时间背。有机会就主动学着说、学着问，门诊量大，听得多了，说得多了，一两天就运用自如了。院里几个藏族小青年，没事时就教我们几句“怪话”，到哪儿都一样，好话记不住，“怪话”“邪门歪道”的话学一次就会。有这么一段问病史的话：

– 阿加拉（大姐、妇女）

– 秀端加（快坐下）

– 杜落毕休（衣服脱了）

– 裤通毕休（裤子脱了）

– 待自古（等一下）

– 阿姆吉拉眯达眯达（医生看一看）

就是这段话，教给援藏队一个年轻的放射科男大夫，结果闹了个大笑话。大夫刚说完，在放射科做检查的一个藏族伯姆（姑娘）马上把藏袍一脱，一丝不挂站在那儿，年轻的汉族大夫哪见过这“阵式”，忙说：“你快穿上，快穿上！”，可藏族姑娘听不懂，站在那一动不动，黑黑的放射科里，男大夫吓坏了，忙跑到门外求助藏族医生，才解了围。

其实我们自己闹的笑话更有意思。藏语中我们山南说：“谢谢”是“突气”，而放屁叫“都气”，这常被我们搞混，闹得人哭笑不得。开始还碍着面子，没人敢告诉我们，可是我们天天要说“谢谢”，终于有一位好心的藏族同志悄悄纠正了我们，这才恍然大悟。但还不止这件事成了大家的“笑柄”，还有一次我去食堂打饭，我要“甲地夏”（鸡肉），结果说成“恰地差”（“月经”的意思）。几个“马季拉”（大师傅）笑弯了腰，我还丈二和尚摸不着头脑，当我问清原委，知道自己错在哪儿了，真是闹了个大红脸。

到医院里工作了几天，对于医院的基本情况算是有了一些感性认识。我们山南人民医院，是 1959 年民主改革后建立的。到现在，已经发展有内科、外科、妇产科、儿科、五官科、眼科、口腔科，以及中医、藏医和传染科，并相应配有放射科、化验室及器械消毒室，和中、西、藏药房。内、外、妇、儿及传染病房共计 150 张床位，相当于内地一个县医院的建制。因为医院坐落在进入泽当的路口上，坐北朝南十分醒目，所以南来北往的车马人流到泽当找医院十分方便。

医院从正门进去后分东西两大区域，西面基本属于生活区，除最前面一排有医院的行政办公室和会计室外，主要就是医务人员的宿舍、食堂、菜地、猪圈等。汽车班有救护车、卡车、小车，连同维修、住宿另有一个小院。而东边才是医院的医疗区域：

从前往后，分别为门诊的两层小楼、后面平房一排排中间由一条大道贯通相连，依次为外科、妇产科、手术室。再进入第二道院落，是内、儿科病房，床位相当于外、妇科总合。最后面一块空地之后，靠医院后墙一排病房是传染科。医院不小，树木非常多，出乎我们的想象。参天的白杨，列队成行，为医院每个区域形成了天然界限。另外桃树、松树和美丽的曲柳遍布医院，随处可见。没进藏时，想到西藏就想到不毛之地，到了西藏才知道：只要有水的地方就有树，就有人。以后我们进出西藏全乘飞机，飞机从成都起飞，飞越横断山脉进入西藏，在西藏的上空向下望去，有绿树的地方就有村庄，就是有人居住的地方，非常鲜明。

我们是两口子一起进藏，好歹有个“家”。这个家后来很自然地成了所有同来山南同学的“家”。人之常情，谁都有看病拿药的时候。朋友们来了，必然会到我家坐坐，吃了饭再走。何况大家都是单身汉，南来北往的同学自然也会选择我家做个落脚点。否则街上连个饭馆都没有，总得找地儿解决肚子的“问题”，我俩又是极热情好客、好热闹的人，总是能想办法做出点好吃的招待大家。专区并不大，也就相当于咱们北京大专院校那么大的地方，要想改善生活，就到医院找我们，照大家的话说：闻着香味就来了！

我们到山南，正是春天，播种的季节。这里条件差，尤其蔬菜少，院里各科室都有自己的菜地，种一些土豆、圆白菜、萝卜之类的，每年家家能分上一些，其他想吃点小菜，就要靠自己种。有人在门前开块小菜地，更多是在窗下弄个半米高的小温室。可我们住在办公室，是在一个方砖铺成的平台上，没法建温室。但对面有个小树林，林间空地还是可以充分利用的。周末，几个同来的大学生，相约一起，主动过来帮我们开荒种地，种上一些菠菜、小白菜，至少大家来聚餐时，也能见到一些绿叶子。更有想得周全的水利队小王，他和老胡是一对酒友，还带了些韭菜苗，准备以后割韭菜包饺子呢。从此以后我家就真成了山南大学生们的“核心”，即便后来大家各自成家，但这个地位始终没变。十年来，大家都身处异乡——艰苦的边疆，这种朋友间无私的亲情，温暖着每一个人，而这种感情，回到内地很难再有这种体会。

我们山南基本上是以农业为主的地区，也是西藏主要的粮食生产地。除了林芝以外，这里的自然环境在西藏也算是最好的。就拿泽当来讲，很快我们就找到了最美的地方，那就是雅鲁藏布江边。出了医院往北走一两里地就会看到一个自然村，出村不远就进入防护林区，一排排笔直参天的白杨树，是 20 世纪 50—60 年代种下的，如今已成气候，为泽当阻挡北边吹来的风沙，净化环境、美化环境，而且更是我们泽当人夏天采蘑菇的好地方。防护林带很宽，纵深也有一两里地，但到了江边，却到处都是西藏特有的“曲柳”。说起来我在内地也见过曲柳，但没见过这么高大粗壮的，也许是得到了雅鲁藏布江水的滋养，树干粗得我们几个人都抱不过来，每根柳枝都曲曲弯弯，使本来就茂密的树冠更加茂盛。我们这群刚分来的大学生，常在周末，带着吃的、喝的，带着刚兴起的“砖头”录音机，坐在树荫下开“party”。小伙子们有的放自制的“屁帘儿”风筝，有些跟着老胡拿气枪打野鸭子，只要他们能打上一两只，就够我们晚上一顿美餐了。

刚来时不知深浅，不知道西藏的紫外线有多厉害，仅一次游泳，就让我们全领教了。开始，我们个个号称能游泳，这个拿过奖、那个打破过校记录，还有人说能游万米，我就实实在在横渡过北京的昆明湖。所以到江边“横渡”雅鲁藏布江，我们个个雄心勃勃。可一进江水我们就傻了，几次比赛，不要说没有一个游过去的，就连游出百米的人都没几个。更“悲惨”的是，我们这些“健将”“冠军”，各个都被西藏的太阳晒出了水泡，背上有、腿上有、胳膊上还有，一个个狼狈至极。一次就够了，以后再没人敢提议去游泳了。其实游不过雅鲁藏布江，原因很简单：一是缺氧，每每游出三五十米就上气不接下气了，所以体力不支；二是雅鲁藏布江水是冰山雪水融化而来，水温极低，冰冷刺骨，常常没游多远就因为腿抽筋而败下阵来；三是水流急，水面打着旋儿奔流而下，不了解深浅的人真是望而生畏。所以后来再到江边，我们中想下水的人是没有了，取而代之的是唱歌、跳舞、打扑克，雨后则是采蘑菇，每次都会有意想不到的收获。

刚刚进藏，可以说天天都有新鲜事，每天都有新感觉。因为西藏边疆少数民族，国家在医疗制度上给予了最优惠的政策：全民医疗，全由国家包管，藏族群众看病吃药不用花一分钱。因此藏族群众对“阿姆吉拉”（医生）特别的尊重，我们刚走上这个岗位就深有体会。有些藏族群众叫我“渡母”，即“仙女”的意思，这是对我们医生极大的赞誉。

专区医院的工作量与内地相比，要少很多。西藏本身人口就有限，120 多万平方公里，不到 200 万人口，因此白天门诊量也是有数的。群众看病一般都上午来，下午门诊病人就少多了。西藏的特点是地广人稀，更主要的是当时的交通不便，边远地区的病人往往赶到晚上甚至半夜才能到，而送来的就是急诊。

由于时差的关系，西藏比北京时间晚 2 个小时。在山南早上 8 点太阳才升起，晚上 8—9 点太阳才落山，所以夏天是早上 8：30 上班，冬天是早上 9 点上班。中午可以休息，夏天下午 3:30 上班，冬天为 3 点上班。晚上，夏天 7 点下班，而冬天 6：30 下班。

我分到外科工作后，因医生少，工作量也不轻。有意思的是外科急诊手术，除外伤外，最多的是“肠梗阻”的病人。尤其是在土豆收获的季节，因为吃土豆太多，诱发“肠梗阻”的病人多得出奇。照刘主任的话说：常常是门诊有、急诊室有、病房里有、手术台上有、太平间里还有。这么多“肠梗阻”病人在几天内发生，在内地是很少见的。刘主任自己的理论是：他发现藏族人的肠系膜比较长，在新土豆收获的季节，人们暴食后，加快肠蠕动，诱发肠扭转、肠梗阻。另外我自己见到几例肠梗阻，是因为肠道绦虫引起的，术中能从肠道里取出一脸盆像带节的面条一样的绦虫。而大部分“肠梗阻”

的病人，通过胃肠减压，就能缓解，而非手术治疗。

另外，外科常见的还有“包囊虫”手术，这在内地很少见的手术，我们几乎每周都有。这些患包囊虫的多是牧民，通过狗、羊，感染了虫卵，寄生在人的肝上、大网膜上、肠系膜上，像这类手术，尽管我是刚毕业的新大夫，但实践操作的机会多了，很快也能自己主刀了。

西藏是胃癌高发区，在外科手术中，胃的手术很多，“胃大部切除”等手术，在内地刚毕业的大夫难得上手的机会，而我在西藏这类手术机会就多得多了。由于实践的锻炼，对于年轻大夫来讲，无疑是成长快、进步也快。

深刻教训

老胡在内科门诊，大多遇到的都是些感冒、咳嗽等常见病。应对起来比较容易，他有时利用没病人的间隙，去老乡中医科张大夫那儿请教一些中医知识。他喜欢“易经”，喜欢古文，因此对中医也有着浓厚的兴趣。对于自己那些专业知识，总觉得够用了。所以在一段时间内放松了自己在专业知识上的进一步提高。

院内有一批援藏来的河南医疗队的同志，他们多是四五十岁，主治医师以上的高年医师。援藏工作，对于他们的能力、水平，可以说游刃有余。援藏两年，他们远离亲人，远离现代化大城市，生活艰苦而且单调。业余时间，没有电视，除了去看看过的老电影，常凑在一起改善伙食、打打扑克，消磨业余时间。对他们来讲，多年的工作经验有了，职称有了，业务学习并不是当务之急。而老胡则不同，他是刚毕业的大学生，事业才刚刚开始，是要学习的，应该掌握的知识还多着呢，才更应当把精力放在专业知识的提高上。但他爱热闹，医疗队的同志们也都很愿意让我俩去凑热闹。一两次还行，经常这样我觉得太耽误时间，就不愿意多去。可老胡爱面子，总说人家叫去，不去不好，后来习以为常了，好像每天晚上就是大家吃呀、玩呀的时间。我说过几次，可他怕医疗队的人说他“小女婿”，说他“趴耳朵”“怕老婆”。西藏地区的汉族人中四川人居多,四川话“趴耳朵”就是惧内的意思。

牟大夫好心劝过他几次，告诉他内科的知识太多太广，一辈子也学不完，尤其在西藏多为大内科，不仅要求知识面广,更要精。他觉得牟大夫说得对,但一到门诊,除了伤风就是感冒，他那点知识足以应付，所以在行动上并没有大的改变。

刚到西藏时，山南沃卡电站还没建成，我们吃饭烧水全用煤气炉。火小味大，做顿饭都挺费时、费力。一般家里做饭，都是我来做。但有时我做外科手术下来已经是下午三四点了，他还没吃饭，也不给我做饭，饿了自己吃几块糖。一两次我没说什么，长此以往，我可真有些生气了，朝他发了几次火：

“你不吃饭、不做饭，可你也得替我想想，手术下来饿不饿、累不累？做饭好不好是一回事，可什么也不做，这叫关心人吗？这像一家人吗？”他似乎也意识到自己错了，每每我上手术，他或是去食堂打饭，或是煮点面条，我手术下来总算能吃口热饭了。这也许就叫“磨合”吧。其实我还真不是那种爱让人伺候的人，平时都是我为别人张罗，我并不希望他事事听我的，我更希望他能尽早把业务拿起来，早日能像牟大夫一样，能在内科成为顶梁柱式的人才。但当时他自己并没意识到这些，别人再说，顶多让他心烦，直到后来真的出了事情，他才猛然醒悟，但后悔也无法挽回一个孩子的生命。

事情是这样的：几天前，他在门诊值班，曾给一个1岁多的婴儿看过病，当时记录了孩子发热、咳嗽，他给开了退热、消炎、止咳药，病孩母亲带药回家。两天后，这个孩子的母亲又找到他，让他再给孩子看看，他接诊后，用藏话问：“扎起内（好点吗）？”

“待似待似扎起内”（有一点点好）。孩子的母亲回答。这在藏族群众中常遇到这种情况，即便病情没有好转，甚至加重了，但出于对医生的尊敬，也会这样回答。

老胡听说孩子有好转，就照方开药继续治疗。可是老胡万万没想到的是：晚上孩子病情恶化，来医院急诊，立刻被收进儿科病房。但因抢救无效，孩子很快就死亡了。而上海医学院毕业的儿科主任蒋大夫反映：这孩子两次门诊都是老胡给看的，而且病历书写过于简单，两次共16个字，并不能真实体现出孩子病情进展的情况。主要是第二次复诊没有听诊记录，对孩子的抢救造成了延误，对孩子的死亡负有一定责任。

这件事反映到院里，影响很大。有人说：北京来的大学生就这个水平！也有人说他业务能力差，责任心不强。一时间搞得他心理压力很大，灰溜溜的，抬不起头来。

对孩子的死，他很痛心，后悔自己在孩子第二次就诊时听诊而没记录，牟大夫也帮他分析：小儿发病急是特点，在患儿喂奶吃药时都有可能造成吸入性肺炎，如果老胡记录明确，与患儿后来病情的急剧恶化所承担的责任是完全不同的，关键的问题是老胡责任心不强，工作不严谨。

对于一个刚走上工作岗位的医生，负面的舆论是很可怕的。他不仅在全院做了检查，思想上也背上了沉重的包袱。对于他这个自尊心极强的人，思想上的压力有多大，只有我能知道。我不仅替他揪心、痛心，更希望他能从中接受教训，从此振作起来。我把上大学时整理的 5 大本厚厚的笔记全拿出来，让他从头看起，把一些基础知识再整理一遍。另外，牟大夫有时间就给他讲一些临床的疑难病例，以及经验、教训，对老胡的提高有很大帮助。同时他知道老胡英文底子好，而牟大夫是学俄语出身，尽管自学了一些，但他还是觉得不如老胡，就托人在内地找了最新的英文资料，让老胡翻译整理。由于有了压力，学习的主动性和自觉性大大提高，学习的效果也在工作中逐渐显现出来了。我看在眼里，喜在心里。从此老胡也成了牟大夫最好的学生和朋友。很快他在内科的工作中能独当一面了，他的工作态度和工作能力得到全院医生的认可，并得到藏族群众的好评。以后的十年中，无论是带的学生、还是发表的论文、译文，在全院总是第一名，不仅年年评为科里、院里的先进，而且在我们“工农兵大学生”第一次评定职称时，在院里先后来的青年大夫中也是第一个。这是他十年来勤勤恳恳地工作、学习的最好证明。

两次手术

老胡身体健壮，这是公认的，但进藏不久他竟做了两次手术。

第一次是扁桃体切除术。因为刚进藏气候不适应，反复扁桃体发炎后伴有下肢的皮下“紫癜”。他自己不在意，但牟大夫劝他把扁桃体割了。我们同意了，并请河南医疗队的曾大夫给做。老胡这一手术可闹了大笑话：可能麻药没打好，一侧不痛很快做下来了，可另一侧做时疼得要命，他一下子跳起来，从手术室里跑了出来，曾大夫在后面追他，直到家里才把他按住。血顺嘴流，曾大夫好说歹说才把他劝回手术室，切除扁桃体后为他止了血，让他这一两天吃些凉的流食。偏巧晚上医疗队的大姐给我送了几个炸饺子，他馋得要命，非要吃一个不可，我不答应。可趁我收拾煤油炉子的一会儿工夫，他就“吞”了一个炸饺子。这下麻烦大了，伤口弄出个大血肿，差点窒息。没办法，又找人家曾大夫，第三次又进手术室。曾大夫两眼特大，平时爱黑着脸，医疗队给他起外号叫“曾大眼”，后来全院大夫私下里也这么叫他。这回他可真的瞪眼睛了，把老胡和我臭骂一顿，我们自知理亏，只好听着。我回来就说老胡该骂，真出了问题是人家曾大夫的责任。后来老胡好了，曾大夫见面就开他的玩笑，全院大夫见了老胡都拿他的嘴馋开心，可谁知一波未平，一波又起。第二次手术接踵而来，这次是痔疮手术。

院里派他和司机一起去给院里运木柴，西藏没有煤，食堂做饭全靠烧柴，医院职工食堂和病员食堂每天要消耗多少柴可想而知。以往一去就是几个小伙子，这次却只有他和司机两个人，而且这次的柴全是些大树根，又笨又重。司机负责在上面码，老胡一个人把一个个大树根举上卡车，装满一车，用力过度是主要原因。本来在西藏青菜少，大便干，没少犯痔疮，这一下累出个“花环痔”。名字好听，是指他肛周全是大大小小的痔疮。回来以后疼得他趴在床上，又请医疗队李大夫为他做手术，因为不想麻烦太多人，我当助手负责手术室准备。手术太受罪了，我真不忍目睹，但手术确实很成功，以后他也没再犯过。可刚手术完的几天，因为肛门有伤口，解大便成了大难关，几次去厕所都疼得跑回来了，我给他用点石蜡油，省得他憋得难受，这一下可是解决问题了。看他从厕所出来，脸色煞白，两腿直抖，就知道他疼成什么样了，我忙扶他回家休息。

两次不大的手术，但人遭老罪了，他还没缓过来，医院的同事就开他的玩笑，说他进藏没半年把两个“口”都修理了。他也是哭笑不得。

任证婚人

来山南的同学都是单身汉，找对象也不是件容易的事，可选择的范围有限。但水利队小潘、小崔两口子，为同学们打响了“第一炮”。因为我们是同车来的，对他们多少有些了解。他们同是清华大学水利系毕业生，来时并不是朋友关系，但因为是同学，在同一个单位工作，常一起下乡或去“沃卡”电站指导工作，两人日久生情，很自然地走到一起了。男方小潘是湖南人，心灵手巧，有些内向。女方小崔是河北保定人，为人热情开朗，能吃苦耐劳。我们两口子，荣幸地以证婚人的身份参加了他们单位举办的隆重婚礼。因为人缘好，单位领导和同事们全出席了。在酒席宴上，我们和藏族同志们一起唱歌祝酒，好不热闹。为了表示我们的衷心祝福，我们俩可没少喝酒，我就足足喝了一玻璃杯白酒，老胡当然更多了，图的是大家高兴。回家时，我们俩都有些晕晕乎乎的，天晚路黑，很不好走，我们俩手拉着手，相互搀扶着，想抄近路，结果俩人一齐滑入一条不宽的水渠中。冰凉的水一下子把我们激清醒了，可我们还是坐在水里傻笑了半天。看看人家结婚，我们俩可是“发昏”了。最后，两人艰难地爬出水渠，湿淋淋地跑回家，幸亏是深夜，没被别人看见，否则又得被同事们取笑一阵子了。

第二天是周末，我们俩正在洗昨晚的湿衣服，新郎和新娘来了。我俩忙向他们道喜，谁知他俩一脸的苦笑，谁也不说话，我忙把小崔拉进屋，问个究竟。

一进屋小崔就哭笑不得地告诉我，他们真不知道这婚是怎么“结”法儿，新婚之夜，两个清华大学的毕业生，竟然不知道怎样“洞房”，搞不清楚“路线”，怕出问题，所以谁也没敢碰谁。第二天一早，特跑来向我们二位大夫请教。

我笑他们俩太“愚”，可他们真就是那么朴实得可爱。在那个年代，年轻人很多像他们这样，去领结婚证时，还没“手拉过手”，真是中规中矩，一点“邪”念也不敢有。而现代年轻人是不可能理解我们在那个年代，对“性”的认识是多么欠缺，思想被“禁锢”到何种地步。我和老胡站在医生的角度，并以过来人的身份，各自为他们上了一堂生理课，从生殖器官到生理活动，尽我们所知，讲了一下。其实我们自己也在刚“扫盲”的行列之中。刚结婚就进藏，很多知识是医疗队的老大姐们给我们讲解的，听我们这一讲，两位新人饭都没吃，高高兴兴地回去了，后来者居上，他们怀孕竟在我们前面，我们下乡一年还没回来，他们早已回家生宝宝去了。

制丝绵被

进藏以来，对风沙和寒冷已经深深领教了。因为院内根本没有取暖设备，门窗也是千疮百孔，每当外面狂风怒吼，连门窗都吹得跟着颤抖，发出尖利的呼啸，就是躺在两床厚被子中，也还是感到冷。老胡在家还好，他一值班，我恨不得钻到被子堆中，还要抱紧热水袋，想想冬天真是难熬。

这天，药房的曹药剂师来找我，她是个“老西藏”，家是重庆的，丈夫在边防团当团长。她四十来岁的人，永远带着四川人的热情。她用她的“大嗓门”高兴地告诉我，外贸商店来了一批丝绵，让我快去买点，做丝绵被过冬用。

我听后也挺兴奋，至于丝绵什么样、怎么用，我一无所知，但它又轻又暖，我可是深有体会。身上穿着妈妈送我的丝绵袄，在西藏还真起了很大作用。我和老胡利用中午休息时间，跑去买了 12 斤（6kg）丝绵，因为轻，有整整一大麻包。曹药剂师还特意嘱咐我，要做被子，还得买些“豆包布”。我根据她的指导，买回了足够两床被子的“豆包布”。被里、被面是现成的，我们婚后进藏，这些东西结婚时双方家里送的有几床，我们也带进藏了，这时正好派上用场。

周日，利用休息，我们在曹药剂师的指导下，开始制作丝绵被。首先，我把“豆包布”截成四米长的两副，中间缝好，铺在乒乓球案子上，四面都留出富余，然后打开三角形的丝绵“包”，从中分出一张，两人对着拉，慢慢拉宽、拉长，铺在“豆包布”上，然后再打开一张丝绵，用同样的方法，轻轻拉开，铺在上一张丝绵旁，稍有些重叠。这样，第一层纵向就铺好了，之后铺一层横向的。就这样纵向一层、横向一层，1 斤丝绵就有十多张，6 斤一床被子，我俩因为“技术”生，所以整整铺了一个上午。这在大食堂里也成了一“景”，谁进来打饭，都过来看看，指导指导、谈论谈论。当 6 斤丝绵铺好了，松松软软,厚厚的有半尺多高。这时按着“老师”的指导，把“豆包布”多余的部分翻折回来，压在上面缝合，再在上面上缝上几行，丝绵就不会乱跑了，也变得瓷实了。然后，再和被里、被面缝在一起，一个上午，一床丝绵被就制作成功了。

中午匆匆吃几口饭，又开始制作第二床被子。因为有了上午的经验，所以这次少走了很多“弯路”，做起来快得多了。不到晚饭时间，第二床被子就已经完工了。此时，我俩也累得够呛，两个胳膊又酸又麻，因为抻丝绵是个技术活，既要抻开，又不能抻破，还得抻得匀称，不能“厚此薄彼”，而且中间不能停手，一般要一气呵成，效果才好。如果没有热心的“老师”，就我们两个人，还不得抻得大窟窿小眼儿的？拍着酸胀的胳膊，看着两床暄、厚、松软的新丝绵被，我们太有成就感了。这冬天防寒，又暖和又轻，在没有取暖设备之前是十分珍贵的。至于当时花了多少钱，我还真忘了，但这两床被子，陪了我们近十年,带给我们许多温暖。旧被子换下来当褥子，我们的床一下就给了人很大的享受，尤其是在天气晴朗的时候，拿到太阳下暴晒一天后，带着太阳的味道，再铺到床上，更舒服了，至今难以忘怀。

极“左”风波

1976 年，对于全中国人民来讲，是个多事之秋，在每个人心里都留下了一道道难以抚平的伤痕。年初，敬爱的周总理去世，“四人帮”打击对周总理的一切悼念活动，让我们忧国忧民之心如同灌满了铅，是何等的沉重呀。邓小平同志再次被打倒，使刚刚看到一点曙光的中国人民再次陷入沉沉的黑暗之中，压抑的政治空气让每一个有正义感的人都觉得透不过气来。4 月 5 日“天安门事件”的余波，尽管在远离北京的西藏也难幸免，让人有压抑感。年中，德高望重的朱德同志又与世长辞，悲痛之后，更加重了每个人心中的迷茫。我们远离北京，本以为西藏会是一片净土，极“左”的东西会少一些，但谁知道，“四人帮”的阴风怪雨，在西藏更有过之。

西藏没有夏天，穿短袖衫谁也抵抗不住强烈的紫外线。7—8 月，我们都是一件薄毛衣。记得那年 8 月，院里一些女同事看我穿了件开身红色尼龙衫，大家都说好看。确实，自从我来医院，我一直领导院内服装的“新潮流”。一是我本身爱美，会打份，既不俗又不张扬，深受知识女性的欣赏。二是北京的供应在当时的年代，是第一流的，何况物资匮乏的西藏。所以每当我穿件好看的衣裳，总会有人千方百计地托我帮她们买，实在买不来的，有时会从我身上扒走，我也只能忍痛割爱。别人还说：谁让你有那么多漂亮衣服呢！这次也不例外，又有二十几个同事在我这儿“登记”买尼龙衫。有自己要的，有给妻子买的，有给孩子买的。我忙给妈妈写信，请她帮忙在军区大院的商店买（北京军区大院属于特供，在外面还真买不到）。说实话，我妈帮我买这买那可不是一回两回了，老人家出力还得出邮资，我们从来一是一、二是二，不加一分钱。妈妈也知道我傻热情，只好为我辛劳，而我也弄个人缘好，大家高兴。

事情偏偏就这么巧，9 月 9 日上午，这二十几件色彩鲜艳的尼龙衫寄到了。午饭前，大家相互转告，到我家把各自的衣服取回去，一到下午，很多人就穿上身了，五颜六色十分夺目。看到大家一个个高高兴兴、喜气洋洋的，我也替大家高兴。

可谁也没想到，就是这天下午，刚上班不久，中央人民广播电台在哀乐声中，向全国人民发布了毛泽东逝世这让人万分悲痛的噩耗。如同晴天霹雳，所有人一下子陷入到了极度悲痛之中。

很快，院里成立了“治丧委员会”，各科室只留值班医生外，所有工作人员及家属布置灵堂，做花圈、写挽联，连夜为毛主席守灵。毛主席是全国人民的领袖，在藏族人民心中，更是帮他们摆脱农奴制枷锁，获得新生当家做了主人的“大恩人”。在他们心中，毛主席就是被人为树起来的“神”,他们对这尊“神”充满了“崇拜”与“敬畏”，因而个个哭红了双眼，守在灵堂，久久不肯离去。

灵堂就设在我家隔壁的会议室里，我们两个和大家一样，没日没夜，在悼念毛泽东的活动中，我带着女同志们做白花，布置灵堂，老胡代表全院给中央写了唁电。据后来邮电局翻电文的同志反映，医院的唁电是写得最好的。我们俩私下也议论，更令人担心的是“四人帮”之后的政治动向。而这些也和一些“知己”们议论过。

老胡因为守灵、值班，这几天觉都没怎么睡，本来就是满脸大胡子的他，平时早上刮完下午胡子就又冒茬儿了。这几天哪里顾得上刮胡子，真有些蓬头垢面的样子。

全国举行“毛主席追悼大会”的头天晚上，我给他理了发，第二天一早把胡子刮得干干净净，并换上整齐素雅的服装参加专区与全国同步的追悼大会，以表示我们对毛主席的尊敬，以表示我们对领袖的敬仰。

可万万没有想到的是，我们的这一举动、这份心意，被有些人歪曲了。在追悼会后，全院上上下下闹得沸沸扬扬，院长亲自敲钟，召集全院职工大会，批判我们两个，主要内容是：我们两个对毛主席不“忠”。一是我在毛主席逝世期间“发新衣服”，二是老胡参加追悼会还“剃头刮胡子”，闹得我们俩真“懵”了。我们从来不懂亲人去世不能剃头刮胡子，尤其像我们这种干部子弟，确实一些“老理儿”被家里父母早“革”掉了，更不懂了，何况我的新衣服发完后才知道主席逝世的消息。会上我们俩很不理解，解释多了，又加上“态度不老实”的罪名。

这以后风波越闹越大，什么“山南的谣言来自医院，医院的谣言来自我们俩人”。结合全国形势，专区公安局也出动了，找我们身边走动得近的人调查我们的言论，做笔录。很多好心的同事和朋友，都悄悄地告诉了我们，让我们有所防备。更有意思的是，组织部又查了我们的档案，居然发现我档案中塞着一张我妈妈是“叛徒”的证明。为此组织部还找我谈话，让我如实交代。这简直是“莫须有”的事，我告诉组织部的同志：我妈妈在1937年，她14岁就参加革命到延安，后在晋察冀边区工作，1948年底和华北军区一同进北京，她一直在革命部队里做文艺工作，从没被捕入狱过，哪来的“叛徒”之说。

这一系列针对我们俩的举动，在明面上的，我们能知道，暗地里的又有什么动作我们无从了解，也不知后果如何。此时，好心的牟大夫私下提醒我们，让我们找找关系，帮忙说句话，否则后果不堪设想。开始我们并不怕，“文化大革命”的风风浪浪经得多了，自己问心无愧，真有点“初生牛犊不怕虎”的劲头，照样昂首挺胸干我们的本职工作。但牟大夫是过来人，多少比我们“世故”

一些。他说多少“右派份子”，不就是那么一句话就毁了一生吗？政治上给你一顶帽子就是一辈子的事了。我们觉得有道理，商量了一下决定直接去找地委第一把手吴书记。我们是他从自治区接来的，我们希望他能出面主持公道。

不出我们所料，吴书记在山南专区的威信是不可动摇的。他随18军进藏，水平高、能力强，这些我们早有耳闻。当我们把事情的前前后后给吴书记讲了，他才知道我发衣服是在主席逝世的消息之前，与前来汇报的人讲的完全不同，何况有收货单为证。至于老胡追悼会前剃头刮胡子，这根本不是什么政治问题，医院里没必要这样小题大做。关于我母亲的“叛徒”一说，他鼓励我相信组织，相信党，早晚会搞清楚的。他让我们不要背包袱，据他的了解，群众对我们进藏后的工作是肯定的。他说这才是主流，并让我们回去安心工作。他语重心长的话，让我们感到亲切，心里的寒冰也渐渐融化了。

为了此事，地委吴书记亲自到了医院，找到院领导一再强调：我们两个北医的大学毕业生到西藏工作，是新生事物，要支持、要帮助，绝不能一棍子打死，更不能捕风捉影，搞这种没水平的事。吴书记的到来，帮我们躲过一劫，但为了对我们进行“再教育”，院里决定让我们进藏不到一年的大学生，参加下乡医疗队，地点是隆子县的列麦公社。而那里有一名“赤脚医生”赤烈到我院来“上、管、改”，这对我们来讲是无所谓的事，但令人高兴的是牟大夫也是这批医疗队的成员。虽然我们不在一个公社，他在隆子县雪坡下公社，来往还是方便一些。对于刚毕业的我们，工作上有他支持帮助，有他做后盾，再好不过了。

准备下乡

因为下乡为期一年，院里把我们的住房从办公室调到最后面的平房。这倒没什么，只可惜我刚腌上的一缸鸡蛋，从最前排房子，俩人提到最后一排，一路上“咣当、咣当”，最后变成一缸臭鸡蛋了。

因为我是有过两次短期下乡经验的人，所以我们抓紧时间，花了 5 元钱买了两头毛驴。杀了以后只要四条腿和里脊肉，炼了两三罐头瓶油，驴皮卖给制药厂，收购价 3 元 1 张皮，熬阿胶用。结果两头驴不但没花钱，每头还赚了 5 角钱，这个“买卖”做得太值了。在西藏吃驴肉是得天独厚的，因为西藏的冬天饲料缺乏，很多小驴、老驴会被赶到山上自生自灭，而藏族群众是不吃“崩古夏”（驴肉）的，但对于在西藏的汉族干部，这可是天大的“口福”，因为有句俗话“天上龙肉，地下驴肉”。同学们送行，分一些走，剩下的，我用高压锅红烧出几锅，西藏的阳光充足，几天就能把肉晾成肉干，带到乡下是最好的营养美食了。

下乡巡诊，我有过两次经验：第一次是外科外号叫“牦牛”的任大夫带队，去贡嘎县治疗突发的痢疾疫情。与内地大医院不同，在西藏，下乡的大夫就是全科大夫，任大夫藏话好，又会开车，一个人顶几个人用。同去的还有河南医疗队的内科老大夫李大夫。我们三人同行，任大夫让我长了不少见识：开车在路上，他突然停车说："水箱满了。"下车就走，我忙问李大夫："水箱满了他怎么知道？他干什么去了？"李大夫说："傻丫头，他憋尿了，跑去撒尿了。"我这才恍然大悟，还挺不好意思的。车继续开，在山路上，他把车开到沟里去了，我在急救车最后面坐着，一下"冲"到与驾驶室相隔的铁板上，人一下晕了过去，李大夫也摔得七荤八素的。等他俩缓过劲来，才忙着扶我，又掐"人中"，又是呼叫，把我弄醒，好在有惊无险，只是头皮破了个口子。外科处理，任大夫是有经验的，三下五除二给我包扎上了，然后让我休息。他们找人拉车，继续前进。

疫情没有预料的那么重，我们和当地赤脚医生一起挨家发药，这是用"三棵针"的根煮的药水，收效很好，整个疫情很快就控制了。但让我忘不了的是在巡诊时，群众的石板房都比较低矮，每每进老乡家，大个子任大夫都会哈腰进去。可我没经验，人又爱蹦爱跳，当我兴冲冲地跟着他往里跑时，一头撞在低矮的门框上，这"迎头痛击"让我一屁股坐到地上。后面的李大夫忙去扶我，任大夫见我惨状，又哈哈大笑，拍着脑门说："怪我怪我，我该早点提醒你。"我眼冒金花，哭不能哭，笑又笑不出来。这次教训算是给足我了，让我以后再进藏族群众的家门一定会"低头哈腰""恭恭敬敬"的了。

巡诊即将结束，明天一早将返回医院。在贡嘎下乡的最后一天，让我对西藏天然如画的大自然美景，第一次有了身临其境的感受。这天晚上，风尘仆仆的我们到河边洗洗头、洗洗衣服。6—7 月是西藏最好的季节，没有了冬季的严寒，也没有内地的酷暑，一件毛衣足够抵挡徐徐的晚风。我洗过头，坐在河边巨大的鹅卵石上，看着落日。石头经过一天的暴晒，还烫屁股，我只好用毛巾垫上才敢坐住。当一个人真正静下来，才能感受到一种身在仙境中的美，那幅天然的画面，在我的脑海中永远也忘不了。

太阳还没有落山，天还是那样蓝得透彻，几朵轻纱似的白云飘飘缈缈，向远处巍峨的雪山飞去。落日熔金般的余晖，给雪山镀上一层金光，壮观辉煌。而这条蜿蜒的河水，正是源自那雪山中，向我们奔来，冲刷着河床中巨大的石头,溅起白色的浪花。看这遍地巨石的河滩，不难想象，这条河曾经是多么桀骜不逊，而那一块块巨大无比的卵石，也许被这条河冲刷了千万年，才到了这里，再过千万年后，它又会在何方？哗哗的河水，像是大自然的交响曲,给这片寂静的荒原,增添了生命的活力。置身在这样的世界，让人陶醉、久久不想离去。

第二次下乡，更有意思：我要去雅鲁藏布江北岸随访一名病人。医院告诉我去江边一个生产队找队长，尽管只有几里地，但当我一个人“跋山涉水”地赶到队长家时，还真有些筋疲力尽的感觉。生产队长是一个身材不高，结结实实的汉子，虽然才三四十岁，但脸上的皱纹让他显得苍老。知道我要来，提早给我煮了一锅鸡蛋，足有十几个。一见我进来，把我让到院子里靠墙向阳的卡垫上坐下，一杯黄腾腾的青稞酒立即就递了上来。我早已又渴又饿，顾不上客气，一大杯青稞酒就已进肚。青稞酒又凉又甜，真让人有种久旱的禾苗逢甘露的感觉。

说实话，这是我进藏后喝得最好喝的一次青稞酒，队长见我豪爽，喝得痛快，可高兴了，乐呵呵地又给我倒上一杯。我知道自己酒量还行，但还是先忙着吃了几个鸡蛋垫垫肚子。西藏的鸡小，蛋也小，我一口气吃了6个鸡蛋，才把队长给的第二杯青稞酒也一口干了。藏族的习惯，一喝酒必是3杯，看来今天也非要“三碗不过河”了。队长第三杯酒很快就倒上了，见我爱喝又夸他的酒做得好，他高兴地说：“他的青稞酒用的粬子不同，所以甜味重。”而以往喝的青稞酒常带着点酸味，我深有同感。没用多久，我第三杯酒也下肚了。此时还真有点两腿发软，头晕乎乎的。队长让我坐在卡垫上休息、晒太阳，他指着太阳笑眯眯地说：“尼玛雅古都”，即太阳特别好的意思。他转身出了小院去抬牛皮筏子，我舒舒服服晒着太阳，可能打了个盹儿，队长“咚、咚、咚”的脚步声把我惊醒，我忙跳起来迎了出去，只见队长举着牛皮筏大步走来，看不见他的脸，牛皮筏像半个鸡蛋壳一样倒扣着，遮住了他的上半身，他双手举着牛皮筏，走到近处我才能看见他笑呵呵的脸。我要去帮忙，但见他健步如飞，可见这干牛皮绷在竹子上不会太沉。见我出来了，他忙问我休息好没有，我忙说好了好了。我是忙着出诊，怎敢在这儿“享受”。说着，跟在他后面满心疑惑地朝雅鲁藏布江边走去。小小牛皮筏，放入宽阔奔腾的雅鲁藏布江中，显得轻飘飘的格外微不足道，如果不是借着点酒劲，我还真有点不敢坐这样一个“小鸡蛋壳”，过这波涛滚滚的雅鲁藏布江呢。

夏天的雅鲁藏布江，水大流急，牛皮筏打着转，顺流向江对岸漂去。队长站在筏子边上，手中的长竹竿起着舵的作用，不让筏子离航道太远。我望着筏后一个个打起的漩涡，心里真有点紧张，但更多的是新奇和兴奋。尽管江风很大，但刚刚灌进去的3杯青稞酒起了作用，让人浑身热乎乎的，还真有那么点飘飘欲仙的感觉。看着岸边的树木、河滩慢慢向后退去，开阔的江面波澜壮阔。我们的牛皮筏随波逐流，显得格外渺小，渐渐地，仿佛天地间一切都不复存在了，而我们在向天际飘去……

这次乘坐牛皮筏的尝试，终生难忘。后来几次下乡，江上都改用轮机船了，所以这唯一的一次“享受”更显得珍贵。

每次下乡回来，经我的口，绘声绘色地描述，总让老胡又是忌妒，又是羡慕。这一次我们俩能一起下乡，而且为期一年，别人认为是对我们的一种惩罚，可谁知道我们心里有多高兴。进西藏，我们曾希望两人能骑着马、唱着歌、奔驰在蓝天白云下的草地上。而进藏快半年了，这种日子就要来了，所以怎么能不让我们兴奋呢。

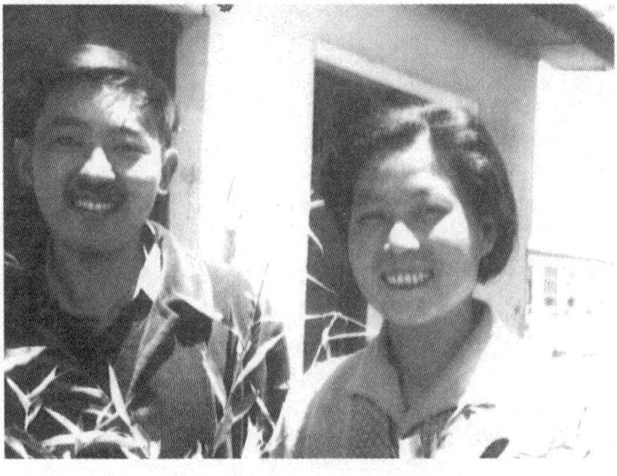

在准备去列麦下乡前的合影，后面是我们的新家

第三章　难忘的列麦生活

初到列麦

9月下旬，医院的救护车送我们全体医疗队员一行6人到山南隆子县。这个县在西藏知名度很高，据说当年达赖喇嘛外逃就是从这里过“麦克马洪线”去印度的。而隆子县的列麦公社，是西藏“学大寨”的一面红旗。4位北大、清华大学生在那里插队落户，我们也要在那里工作一年。车子翻山越岭，经过海拔四五千米的亚堆山。看着弯弯曲曲、险峻狭窄的公路，想起前段日子，一队新进藏的大学生就是在这个山上出了车祸，唯一幸免的是一个没有服从分配，拒绝去县里的同学。事故是因为他们的中巴车与一辆拉满藏族群众的拖拉机相撞。车毁人伤，后来才知道，实际上很多人只是受了伤，但因为困在海拔四五千米的高山上，信息不通，得不到及时救治，尤其夜里温度转低，又伤又冷又饿，死在了这里。白天暴晒，尸体很快就腐败了，据找寻的人讲，发现这些尸体时，肚子都膨胀了，可见死了一两天了，幸亏没被野兽拖走，才留了全尸。西藏山多，道路条件差，这种恶性车祸的发生率也相当高。信息不通、交通不便、抢救不及时，在医院外科，送来的伤员常因失血性休克而死亡。路经这样的大山，不免心中会捏着一把汗，幸亏我们的司机路熟、技术好，否则哪个急转弯一头冲下去，后果不堪设想。

一路上，除了山川河流，人迹并不多。看着无人的荒山戈壁，人们总会昏昏欲睡。而在西藏的经验之一就是坐车不能睡觉，因为一旦出事，伤得最重的往往是睡着的人，所以大家用聊天来解困。下过乡的老大夫说说下乡的经验，而牟大夫讲的亲身经历，让人新奇，一直没忘。

有一次牟大夫下乡，与一位年轻漂亮的藏族女赤脚医生一起巡诊。一天巡诊过程中，两个人有说有笑。牟大夫的医术，让这个年轻的女医生佩服得很，牟大夫也对她的麻利能干赞不绝口，从心里挺喜欢她。但晚上，姑娘安排自己和牟大夫同住一屋，这下牟大夫可吓坏了。在医院他是有名的“怕老婆”，他的夫人是山南军分区最漂亮的女军医，牟大夫是一米八几的大个子，他的夫人足有一米七高，一身军装，飒爽英姿。他的为人又特别慎重，是万万不敢和姑娘同屋就寝的。所以这一夜牟大夫就没敢进屋，愣是在门外廊沿下睡了一晚。第二天，他醒来后，发现姑娘已经走了。我们知道，藏族群众对汉族医生是十分崇敬的,姑娘觉得能和牟大夫有“一夜情”是她的荣幸，而牟大夫的做法，无疑被她认为是一种“羞辱”,是看不起她,所以她走了。牟大夫后来再也没见过她，照牟大夫的话：连解释的机会都没有。

牟大夫的为人我们是了解的，他跟老胡开玩笑，问如果是老胡会怎样，老胡看着我只是笑。实际上汉族人受“孔孟之道”影响深远，何况我们还要遵守《婚姻法》，“家庭观念”比较强，所以男女关系上比较认真，而当时的西藏人既无《婚姻法》的观念，又不知“孔孟之道”为何物，除了国家职工，一般老百姓这方面是完全自由的，没有人约束。据说招工修路或修桥，只要男工是没人会去的，只有男、女工都招才会有人去，而且全是“混住”。来时是大姑娘，走的时候挺着大肚子，一点也不奇怪。在当时那个年代这也是事实，当然有些人会利用这一点，我们多有听说。但牟大夫和老胡，我还是相信他们的人品的。

在隆子县，我们住了一晚，招待所条件很差，但一路人马困乏，一顿热乎乎的晚饭之后，大家就洗洗睡了。第二天上午，我们在县医院，了解了那里的医疗水平和设备情况，并且认识了几名藏族医生。今后的一年，我们的工作离不开他们的帮助与配合，我们还利用这个机会充实了一些常用药品和器械。

在供销社，没有更多可补充的食品，其实早有心理准备，当时的内地供应都很差，何况远在边疆西藏的小县供销社了。除了茶叶、盐巴、布，这些生活必需品外，没什么东西，空空的货架落满了土，像是尘封已久的仓库，刚为我们打开门。我们买了几个罐头，尽管过了保质期，但总比没有强。下午，我们告别牟大夫和几个同事，被公社派来的拖拉机接到了列麦。

拖拉机基本是沿着隆子河向东行，在山间小路上行驶。沿途是田野、村庄、低矮的房舍、成片的小树林。虽然已是秋天，路边的马兰花仍不屈地盛开着。在车上，开拖拉机的小伙子，藏语、汉语加手语，有一句没一句地和我们聊着。我们才知道他是“青年突击队”的队长，列麦公社的书记仁曾旺杰是全国劳动模范，在西藏百万翻身农奴中也是响当当的人物。不巧的是他刚被派到北京中央党校学习一年，现在公社由索朗书记全面负责工作。小伙子就是由“书记拉”派来，专程接我们两个北京来的“阿姆吉拉”的,藏语在“书记”“阿姆吉（医生）”的后面加个“拉”是一种尊重之意，后来我们才习惯。

小伙子壮壮实实，话不多，我们问一句他答一句。从他话语里，我们也了解到比我们早到半年的 4 位插队大学生的基本情况。小孙来之前就是清华大学的青年教师，她现在公社小学任教；干部子女，不爱说话的小张，分配在公社供销社工作；朝鲜族姑娘小金和她的朋友小冯，两人全在“青年突击队”。小冯负责“青年突击队”的科学种田，已经开出不少实验田。小金发挥她的文艺才能，负责“青年突击队”文艺宣传工作，常组织青年们唱歌跳舞，排演节目，为公社的各队群众和参观团表演。听他一介绍，看来 4 位大学生干得还真是生龙活虎的，挺让人佩服。另外两位江苏籍复转军人，小倪、小李，发挥他们的特长，为公社建起了“机修站”，负责列麦公社农机的维修。在列麦,还有专区派来指导工作的工作组，有专区水利局的老于、老刘和藏族人平措。另外还有水利队派来长住列麦水电站的工程师小姜和他的夫人，他们是东北来的大学生。看来，列麦公社就是不一样，人才济济。如今，我们两个也加入到这支队伍中，能和这些有理想、有抱负，能吃苦中苦的人在一起，心里也充满了干劲儿。

拖拉机 3 个多小时的路程，并没觉得遥远。傍晚时我们已经赶到了这个西藏“大寨”式公社的所在地——列麦公社。

公社位于隆子河北岸。一条只能过一辆车的窄土路从门前经过，向东到加玉公社。公社所在地的房子基本上是背靠一座小山，坐北朝南，盖有三排，最高的一排原来是座寺庙，民主改革后，建立了现在的“列麦小学”。全公社 6 个生产队的适龄儿童，基本上全在这里上小学。因为路途的关系，所有孩子一律住校，所以教室和宿舍将寺庙占得满满的。有两个专职老师，担任这所学校的全部课程。小孙来后，也充实了教师队伍。

学校下面一排汉式平房，有 4 间是公社卫生院所在地。也就是我们这一年工作、生活的地方。房子建成才一年多，所以基本上是新的，把头一间，专门做我们俩的宿舍。另外一间是药房器材室，最里面两间是病房，房间宽大敞亮，每间可放四张病床。这么干净、明亮、整洁是我们万万没想到的。看来列麦公社对卫生院是相当重视，这给了我们信心。而和我们卫生院有半截矮墙之隔的两间平房内，是工作组老于他们工作、生活的地方。

前面一排是供销社，不苟言笑的小张就在这里工作，因为她老是“刘胡兰”式的姿态，开始时，我们很少来往。

与我们这三排房相邻的东面，是一个四四方方的大院，大门朝南，挂着列麦公社的牌子，院内西面是公社办公室，东面是个食堂，正北面是两层小楼的招待所，接待国内外及自治区各地来参观学习的客人，所以东面食堂也相应配有一个宽敞的餐厅。

而我们西面的坡地上，有一座独立的藏式院落，现在是4位大学生的“家”。老胡笑着对我说，咱们和他们4个就是有“缘”，这不又成邻居了？果真如此，这一年的生活工作让我们相互了解，相互支持，成为终生的好朋友。

列麦公社共6个生产队，除二队在公社所在地外，其余几个都比较远。现在的公社书记索朗，家在五队，到公社要走三四个小时的山路，因为我们到得比较晚，加之书记拉的阿加拉（夫人）身体一直不太好，所以书记已经回五队了。在公社卫生院迎接我们的是赤脚医生次仁卓嘎。20岁左右一个女孩子，一米六五的个子，穿着一身藏装更显得身材修长，人长得浓眉大眼的挺漂亮。因为她曾在自治区医院学习过一段时间，所以汉话说得相当不错。人也非常勤快、懂事，在后来近一年的合作中，我们的关系特别好。

在次仁卓嘎的帮助下，我们的家一会儿就安顿好了。两张厚厚的卡垫拼在一起，往里面的墙角一靠，就是一张席地的双人床，铺上我们简单的被褥，看起来还挺舒适。卡垫在藏族群众家里可是必备之物，既可当床，又可以当椅子或靠背用。我们这两副卡垫，特别厚实，因此格外舒服。一张三屜桌摆在窗前，3把靠背椅分别放在桌子两旁和正中，3000瓦做饭兼取暖的电炉摆在房间正中央，一根承重的立柱下，电线闸盒安排得相当仔细。另外两只盛满水的大大的铁皮桶放在墙角，水是次仁卓嘎预先从隆子河挑来的。几把小马扎和一张长板凳立在墙边。这个家比我们来之前预想得好多了。

说起用电炉，在西藏可是得天独厚的享受。西藏缺燃料，没有煤，柴也少，老百姓主要捡干牛粪烧。但西藏利用水利资源，修建了一些中小水电站，以解“燃煤之急”。在山南专区，“沃卡”电站竣工后，我们也用上电炉了。因为西藏大工业较少，所以电以民用为主。在列麦，公社小水电站已在去年就开始发电了，足够全公社生活、生产用电。我们用电炉做饭，比起过去的煤油炉强了百倍，又快、又干净、又方便，“火力”强劲。

晚饭是次仁卓嘎在公社食堂买的馒头和菜，她又用电炉给我们做了一锅“涂粑”，香喷喷的非常好吃。说起“涂粑”有点像我们北京的“油茶”，只不过是用糌粑煮成的。糌粑是用青稞、豌豆等炒熟后再磨成粉，随时可以用水煮，或直接加水在羊皮口袋（藏话叫“唐估”）中揉成团吃，特别香。今天次仁卓嘎还在“涂粑中加了红糖和酥油，因此格外香甜。也许是一路几十里赶来，所以特别饿，什么都吃得盆光碗净。

晚饭后，次仁卓嘎抢着收拾碗筷，我们俩忙着把日常洗漱用品从包包里拿出来。之后，我们 3 个一起清点、整理医院的药品、器材。该贴标签的贴上标签，该消毒的清洗出来打包消毒。同时把从专区医院及县医院带来的药品、器材建档登记，3 个人一干就到近 12 点了。一边干一边向次仁卓嘎了解各队的基本情况，商量从哪里着手干起。最后由老胡拍板，决定从明天开始，先用几天时间把 6 个生产队走一遍，把全公社老人、孩子、孕妇，及重症慢性病人的情况做个调查，登记下来，再做进一步安排。为了工作方便，次仁卓嘎睡在药房的值班床上。我们回到宿舍，次仁卓嘎为我们烧的一大桶水早已大开。我俩痛痛快快擦了个澡，一觉睡到天亮。

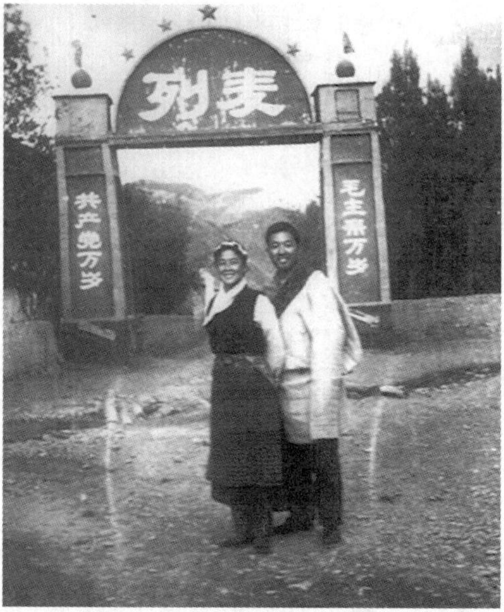

我和老胡在列麦，藏装合影

开展工作

从第二天起，我们就按计划去生产队巡诊。二队本身在公社所在地，看病比较方便，所以今天就从一队开始。我们想得很简单，各队离公社卫生院究竟有多远，我们心里一点数也没有。只知道次仁卓嘎家在一队，而且这个队也是相对最近的一个。

我们各背一个药箱，次仁卓嘎背了一个小背篓，只当她回家取东西，并没太在意。3个人高高兴兴，迎着初升的太阳，离开公社，沿公路一直向东走去。说是公路，其实也就是沿山根开出的一条能过一辆汽车的土路。左边是大山，右边是奔腾不息的隆子河。公路靠着山，沿着河把我们送往一队。

第一次巡诊，感觉像秋游，一路上山山水水，让人心情愉快，老胡高兴得时不时还唱上一曲。不用怕别人笑话，更不用担心打扰别人，可以说一路上，除了我们的歌声笑声，就是隆子河时大时小的轰鸣声，有时急流险滩之处，老胡还要和隆子河比比“咆哮”之声，不知不觉，我们走出2个小时了。

快到一队时，首先看到的是列麦公社的水电站，它就骑跨在隆子河一段落差较大的河床上，次仁卓嘎说前面几十公里处，还有一个落差更大的地方，隆子县准备在那里修一个更大的水电站，供全县用电。后来听说，西藏小水电站之多，在全国也算得上一流。

次仁卓嘎带我们走进电站，清一色的藏族姑娘、小伙，身着深蓝色工作服，庄严地守候在机房的仪表旁。也许常有人来参观，也许本身就有严明的制度，我们的出现，并没有引起太大的反响。只有次仁卓嘎在领班的藏族小伙子身边，用藏话问了一些情况，并介绍了我们两个，小伙子才热情地一一和我们握手，算是打了个招呼。为了不影响他们正常工作，我们留下一些常用药，尽快离开了机房。前后不到10分钟，这些充满青春活力的年轻人，却给我们留下了深刻的印象。

出了机房，次仁卓嘎介绍说，这些青年人，都是本乡本土公社自己的中学毕业生，仁曾旺杰书记在电站动工之前，就派他们去拉萨及各专区的电站学习，电站一竣工，他们便被召回，参与了电站的管理及日常工作。

专区水电队姜工程师在这里专门带领及指导他们工作，解决电站运行中的一些问题。可惜他去县里了，让我们只闻其名，未见其人。但是后来我们交往多了，对他两口子的勤恳工作、善待朋友，有了很深的了解，在西藏十年，都是很好的朋友。

电站里的这些年轻人，为家乡的现代化贡献着自己的文化知识，让人感慨的同时，更加佩服仁曾旺杰书记的高瞻远瞩。他及时地用本公社这些有知识的青年人，为公社建起了自己的专业水电人才队伍。老胡深有感触地说，我们也应当学习这点，用一年的时间，为公社培养几个有知识、有文化的年轻人，留下一支不走的医疗队。这个想法好，我和次仁卓嘎都支持，并让次仁卓嘎找时间和索朗书记说说，也要几个年轻人，和我们边工作、边学习，争取将来每个队都有自己的赤脚医生。次仁卓嘎是最有发言权的，她说，有几个队在山沟里，到公社都要走五六个小时，很多病人都因为得不到及时治疗而被耽误了。她看到我们俩有积极性，当然更高兴，答应尽快找索朗书记说说，挑几个有文化、身体好、又热心的学生。

秋收已过，一队的社员分成几个作业组，分散在几个山沟里，搞农田基本建设。我们在村子里转了一圈，次仁卓嘎带我们去了几个患慢性病的老人家，给一个“老慢支”的老人听了诊，发了一些消炎药及止咳药。之后去了次仁卓嘎家，因为她父母年纪大身体不好，家里又没有男劳力，所以条件很差。我们到时，只有她母亲在家，四十几岁的人看起来有 60 岁。她要为我们打酥油茶，次仁卓嘎告诉她，我们还要去田里，时间很紧，她母亲也有些无奈。我听她母亲一边给她装东西，一边让她注意身子，我有些吃惊，出来后问次仁卓嘎是不是怀孕了，次仁卓嘎没有想到我们才来西藏，就能听懂她妈妈的话，但还是实话实说，她说自己确实怀孕了，男方是原来在这里修电站的一个司机。但她怀孕后，男方一直没有再来过，也可能他并不知道与次仁卓嘎“一夜情”后就怀孕了。我们知道在藏族群众中这种事很平常，经常有“阿加拉”（妇女）没有丈夫，但可能会有几个孩子，她会告诉你这个孩子的爸爸是赶毛驴的，那个孩子的爸爸是木匠，怀里抱着的孩子爸爸是司机。总之每个孩子的爸爸都不同，孩子只有母亲。所以刚进藏，老同志就告诉我们，不要问藏族孩子的父亲，只问母亲，否则有时会很尴尬。我不知道次仁卓嘎的男人是否也是这样，从她妈妈的眼神中看出似乎并不乐观，我没好意思再问，只想以后在工作中多照顾她。

由于是山区，这里没有大片的土地，不是顺山的缓坡修出的梯田，就是河滩上一些较开阔的土地。我们每到一处，社员们不是在坡上平整土地，就是在河滩里背石头，开垦新的田地。劳作的老人、妇女较多，据说青年小伙子都集中在青年突击队，在列麦的一座海拔四千多米的山头（号称“革命坝”）上开山造田，搞更艰苦、规模更大的开荒。

第一次巡诊，就感受到藏族群众对“阿姆吉拉”的欢迎与爱戴，尤其当他们知道我们是从北京来的医生时，都一下子从四面八方向我们聚来，有的要“罗曼”即咳嗽药，有的拉肚子“戳国那斯冬给”肚子疼，要止泻药，有的要油膏，最多的是要胶布。次仁卓嘎告诉我们，能听诊的尽量给他们听一下，老年人尽量给量血压，一是对病人病情掌握更清楚，二是群众更相信这些仪器，他们觉得这样才是对他们疾病的重视。有意思的是，腰疼、腿疼也要听一听，但我们还是尽量满足每一个人。

转到最后一个劳动点，正好赶上两点多钟社员们休息。烧茶的“阿加拉”（妇女）高呼：“加通粑萨秀！”即快来喝茶吃糌粑了！社员们向烧茶锅（一般是向阳避风的地方）围拢过去。大家头顶艳阳围成一圈，坐在一起，有说有笑地喝茶吃糌粑。中央的茶叶锅，由 3 块石头垒成，大大的铝锅坐在上面，锅中茶水翻滚着，散发着特有的浓香。烧茶的阿加拉为每个社员添茶倒水，这锅里的茶叶、盐巴是每个社员上工时从家里带来，交到烧茶阿加拉手里的，我们是第一次赶上吃饭点，还真不知道该如何是好。只见次仁卓嘎不慌不忙，从小背篓里拿出些茶叶、盐巴交到阿加拉手里，便拉着我们和社员们围坐在一起。既然赶上了，就和大家一起吃吧。说实话，早上吃的那个白馒头早不知跑到哪儿去了，一闻到酥油茶和糌粑的香味，真觉得“前心贴后心”了。社员们十分热情，这个递酥油茶，那个给糌粑。没带茶碗，有的阿加拉把自己的茶碗给我们，怕我们嫌脏，就用指甲抠抠，再吐点口水用围裙擦得锃亮。尽管我们心里有点“那个”，但还是热情地接过递来的碗，倒上茶。次仁卓嘎为我们每人放一小块酥油，从旁边老阿爸手中借过一个小十字棍，放在茶碗里用双手掌一撮，几下工夫酥油茶就打出来了。

来西藏这么久，只见人用酥油茶桶打酥油茶，还没见过这一招，老胡看得高兴，自己动手也学着打了一碗酥油茶。

进藏半年，喝酥油茶已经非常习惯了，有时喝不着还挺想喝，因为这里气候干燥，常喝酥油茶嘴唇就不会干裂。今天走了一上午，此时的茶更加香甜可口。几位阿爸、阿妈一会儿送上鸡蛋，一会儿送上糌粑。他们的话说得实在：走长路一定要吃糌粑，顶饿！扛时候！这也成了我们以后巡诊上路的一个宝贵经验。

此时一位阿妈送来一坨糌粑，是我最爱吃的加了酥油、奶渣和红糖的糌粑，我总觉得比内地的“点心”还好吃，酥软香甜。看我吃得香，老胡跟我讲：“以后巡诊一定记着带茶、盐巴之类，来到哪儿吃饭，就像社员一样先交给烧茶的阿加拉，这才有资格加入这样的大聚餐。”“还

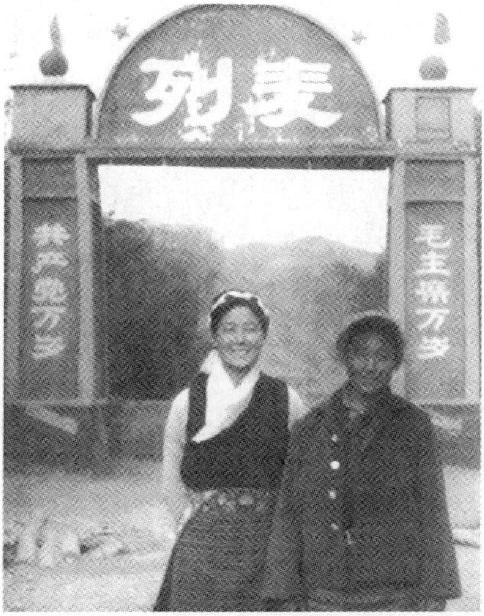

我和次仁卓嘎

有茶缸！”我悄悄补充了一句，老胡和次仁卓嘎心领神会地笑了。确实是这样，看着他们吃着、聊着、唱着，那么愉快、那么轻松、那么和谐，和他们在一起，无拘无束就像一家人一样。

一周的巡诊之后，我们基本上摸清一些情况，也找到了一些规律。一般上午，卫生院没什么病人，我们就轮流去各队巡诊，送医送药上门。下午、晚上基本上在卫生院工作，有些人会在晚上来看病拿药，另外准备好明天出诊要带的药品。

通过这一周的巡诊，才对 6 个生产队的地理位置、路途时间有了基本了解。一队的路是最近的，也最好走；四队要翻一座大山；三队在四队、五队、六队的中间地带；而五队、六队不仅路远，还要翻好几座山头，进到深山沟里。青年突击队的“革命坝”在五队、六队之间一座海拔四千多米的山顶上。不看不知道，当我们爬上“革命坝”，看到突击队员们几乎削平了这个山头，整出列麦公社最大、最平整的一块田地。去年那块地的小麦获得丰收,今年不仅要加大开荒种田的面积,还要把路修上“革命坝”。所以尽管每次去那里巡诊，路遥山高，但和那些生龙活虎的年轻人在一起，自己都觉得带劲、兴奋。

每天巡诊都要往返几十里山路，有时夜里还有急诊，工作还是挺紧张的，但很充实，比起在专区医院坐等病人上门，更有意义。让我们高兴的是，没过几天，经索朗书记批准，从六年级学生中抽了 6 名小学生，最大的 15 岁，最小的 12 岁，交给我们带着，边学习、边实践。这样每天下午，就是我们给他们讲课的时间，晚上，孩

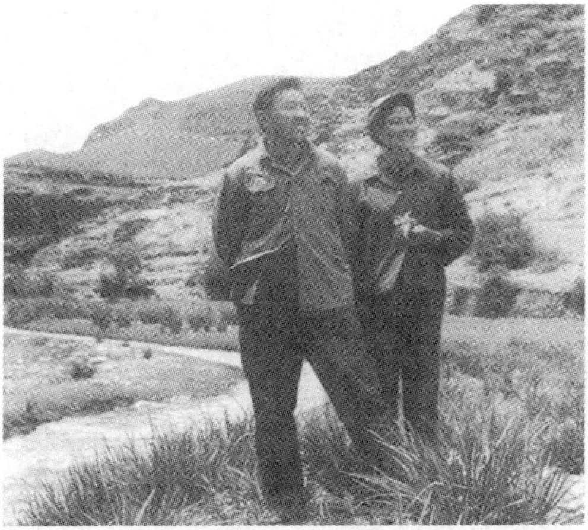

我和老胡在巡诊的路上

子们回学校，补上白天的文化课。

自从增添了这批新生力量，我们的工作更加生动有朝气了。带着他们，一路歌声不断，因为每个生产队的孩子都有，每到一处，和群众的关系就更亲近了。

工作上我们也给几个孩子分了工，各自除了巡诊、学习外，有人负责药品、有人负责器械、有人负责卫生院的卫生、有人负责学习、上课前帮助准备教材挂图之类，总之，让孩子们各司其职。利用课余时间消毒器械，整理药品，为每天巡诊做准备。这方面由次仁卓嘎全面负责，带着他们一起干，知道次仁卓嘎怀孕后，挑水基本上由老胡承担，但次仁卓嘎总是抢着干，事事处处不用你说，她都会提前替我们想到，办好。我总想：谁要是娶了这么能干、漂亮又贤惠的妻子，真是福气！可惜呀……

我们的讲课内容很全、很广，从解剖知识、生理、病理、药理、寄生虫及内、外、妇、儿的常见病，后来还讲了一些针灸知识。因为他们有一定的汉文基础了，听课不太费劲，实在不懂的还有次仁卓嘎当“通司”，翻译给他们听。孩子们学得很认真，每个人都十分珍惜这个学习机会。我们讲得很仔细，老胡发挥他的绘画特长，很多课他都提前画出挂图，图文并茂，增强了孩子们的理解能力。后来这些挂图都被孩子们很好地保存起来了。有理论学习，又有每天的实践工作，所以孩子们进步很快，我总跟他们讲当年我插队时自学医学知识的体会和经验，这叫“在战争中学习战争”，是毛主席的理论。很欣慰的是到我们离开时，这些孩子对常见病的诊治、接生、外伤处理和常见病的针灸治疗，都基本掌握，做得像模像样了。这些孩子都立志当医生，将来到内地上大学。后来他们是否如愿了，分开太久也不得而知了。我相信有这段时间学习与实践的基础，对他们的一生也是十分有益的。

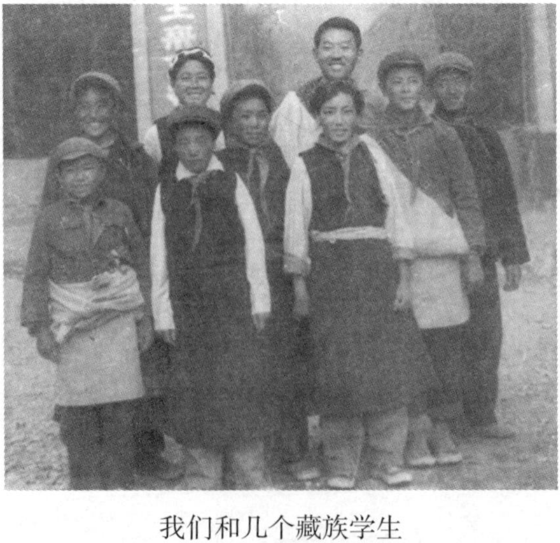

我们和几个藏族学生

四队接生

随着巡诊工作的深入，卫生院也陆续开始收治一些病人。有骨结核、骨髓炎的孩子，有风湿性心脏病心衰的阿妈，也有肺心病的老阿爸，这样，除了每天巡诊外，卫生院需要留人值班。所以工作采取分头行动：尽量安排次仁卓嘎留在卫生院，如果这阶段内儿科病人多，那么老胡留在卫生院，如果外科及妇产科病人多，那我就留在卫生院。但次仁卓嘎坚持要去巡诊，所以一般由我和老胡各带一名学生留在卫生院，而巡诊从此分成两组，次仁卓嘎带一组、我或老胡带一组。

记得有一天，五队、六队的两个孩子结伴回家取糌粑，青年突击队闹“流感”，次仁卓嘎带几个孩子上了“革命坝”，估计一两天下不来，老胡带了一个孩子留在卫生院，为心衰的阿妈强心、利尿、抗心衰。而我的任务是去四队，为一位临产的初产妇女接生。

去四队要翻一座大山，平时我就怵这个，山又高又陡，路还特别窄。每次走这段山路，我们的经验是背着药箱低着头往上爬，否则是越看越觉得山高爬不到头。今天一早出门，虽然我也做好了“吃大苦、耐大劳”的思想准备，但还没爬到一半，就累得喘不过气来，越往上走腿越沉，心脏“咚、咚、咚”地恨不得跳出嗓子眼。实在坚持不住了就索性一屁股坐在路边的石头上，大口喘着气。可一想到产妇在等我，又不敢多歇，稍缓过劲来又继续赶路。想想当初在北医，中长跑比赛老是第一名，要没那时候的锻炼，这山想都别想，肯定爬不过去。记得在北医第一次冬季长跑比赛，我一路领先，到最后一个转弯处，马上就要跑进操场冲刺了，那会儿就像我现在这样，上气不接下气，腿沉得迈不动步。此时助威的人们都集中在操场上，我只听见五班的“妇女队长”小孟“咚、咚”的脚步声。眼看她一步步追了上来，我累得几乎想放弃了，这时只听见树丛中一个人大声喊：“林珊，加油！”我回头一看，胡廷瑞一个人站在一排松树中为我助威，尽管平时我俩从没说过一句话，并不熟，但这句：“林珊，加油！”却给了我极大的力量，只觉得背后有一双眼睛一直在看着我，我一下子振奋起精神，向终点冲去……那一次我获得了冠军。那一声呼喊，那一双眼睛，在我最困难时给了我力量，让我一直难以忘怀，也许我们今天能在一起，能在西藏，在列麦面对一切压力、困难，正是有这种力量的支持。

我边爬山边想着往事，终于爬到半山腰了，我决定在这块视野最开阔的地方多歇一会儿，再一口气翻过山头。我坐在一块大青石上，擦着满头的大汗，向四下望去：青山已渐渐褪色，山上溪水岸边已经结起薄冰，清澈见底的溪水，涓涓流淌。一只叫不上名字的小鸟，一身黑亮的羽毛，唯独颈部是雪白的，像穿着礼服的绅士，在冰上、水上跳跃翻飞。阳光灿烂，照得溪水中的石头个个闪着宝石般的光彩，可等你把它拿到手中，它就是一块再普通不过的石头了。我在溪水中洗了手，掏出自制的驴肉干，这时它可派上用场了。我们的驴肉干，次仁卓嘎和孩子们都爱吃，说是藏族人不吃驴肉，可能是没吃过这么好吃的驴肉吧，在卫生院用毛驴油烙的千层饼,连食堂的“马季拉”大师傅都爱吃得很。这里缺营养，这肉当然是得天独厚的美味佳肴了。

我边吃边想边歇着,山风徐徐,身上的汗也渐渐落了。向远处望去，通往五队的山路上，一个身穿藏装的姑娘，背着厚厚的四五条砖茶，正艰难地行走着。不用说就知道，她是清华大学毕业的小张，她在供销社工作，为了方便社员，常常人背肩扛地把茶叶、盐巴、布匹等社员们的生活必需品送上门去。没有车，没有牲口，她就是这样不言不语，默默地、一次又一次地、不辞辛苦地背着、驮着，走遍了列麦公社的道道山梁。我们巡诊的路上，常和她不期而遇，尽管只是打个招呼，没有多少话，但让我们俩打心里敬佩她。大家岗位不同，但都在尽心尽力地为列麦群众服务，这一点，足以让我们的心靠得更紧了。今天看着她背着百十来斤的砖茶艰难前行，我有些惭愧，忙背上药箱向山顶走去。相比之下我的药箱，比起死沉的砖茶不知轻了多少，我怎么能停下脚步，何况山那边还有产妇在等着我。

越往山顶，喘得越厉害，汗水如雨，顺着头发往下淌，刺得眼睛生疼。但更令人畏惧的是，山口的石崖上，竟然有一只巨大的苍鹰蹲在上边，把守着唯一的狭窄的山口。我停下脚步，进退两难，不知该如何是好。前面有两条生命在等待着我，可这只苍鹰也是会伤人的呀！我急中生智，忙把大衣脱下来，连头带身子包得严严实实，放轻脚步，不敢大声喘气，慢慢地，一步一步向它靠近，决心从它眼皮底下走过去。心跳个不停，手心冒汗，可我一步也不敢停，只想快点、再快点，能尽快离它越远越好。当我走到它脚下时，只觉得头皮发麻，生怕它用巨嘴把我叼起来。谁知它拍打了几下翅膀，跟着我飞了起来，我腿发软，可一点不敢放慢脚步。它巨大的翅膀把太阳光都遮住了，我只感到黑压压的一大片云，在我的头顶，跟着我前行。翅膀每拍打一下，都仿佛打在我的心上，带起的腥风包围着我，我不敢停也不能停，真是硬着头皮往前走。最终，可能是它不耐烦了，紧拍两下翅膀飞向蓝天，那本该属于它的地方，把山路留给了我。

我顾不得擦满头满脸的汗水、泪水，顺着山路向四队产妇家奔去，还好没有耽误什么。产妇喊叫的厉害，只见一家人围着产妇，手忙脚乱却也都爱莫能助。我的到来让一家人松了口气，我顾不上喝茶，忙在产妇的卡垫上铺上消毒单子，一边戴手套一边嘱咐产妇："刚巴捉古得，待自古，阿姆吉拉眯达眯达。"意思是让她腿不要乱动，等一下医生给她做检查。宫口尚未开全，只开到了七指，要等开到十指才能让胎头娩出。我暗自庆幸没耽误时间，我安慰产妇，让她在没有宫缩时好好休息，不要叫，产妇听医生的话，安静下来。我让家属喂她些水，润润干裂的嘴唇，我才得空，让阿妈拉帮我端着碗，喝了一大碗茶。

产妇是躺在地上的卡垫上，我只能跪着、趴着接生。当一个胖小子哇哇落"地"时，全家人都笑得合不拢嘴。处理完孩子交到阿妈拉的红包布里，阿妈拉高兴得又是哭又是笑。我忙着处理好胎盘，还好产妇没有大的撕裂伤，不用特别处理。这时产妇的“阿古拉”（丈夫）把为产妇亲自调煮的，用青稞酒、酥油、鸡蛋、红糖做成的营养品喂产妇一口口喝下，这种营养品有活血、除产后淤血的作用，同时补充了能量。看着产妇搂着孩子幸福地睡下，我才向阿妈拉、阿古拉交代了一些注意观察产妇出血情况，以及喂奶后把乳房剩余的奶挤净，防止乳腺炎等产后注意事项。顾不上一身酸痛和疲劳，带着满心的喜悦，踏上返程的路途，争取在太阳落山前赶回公社卫生院，这是我唯一的动力。

我很喜欢为别人接生，尤其喜欢看到饱经磨难的母亲，当第一眼看到自己可爱的 Baby 时，那发自内心的幸福的微笑。你与她们分享这份幸福，你也是快乐的。实习时有个护士感慨地说：“再漂亮的女人生孩子时也是丑丑的，再丑的妈妈生完孩子的一瞬间也是最美丽的，”这话挺有道理。想想我自己快 29 岁了，为别人接生过近百个孩子，可我自己还没当上妈妈，真有点心不甘。

说起 29 岁的年龄，几次巡诊中遇到几个和我一样大的妇女，都已经是三四个孩子的妈妈了。她们反而羡慕我，因为她们孩子多，负担重，影响劳动，也影响身体。仁曾旺杰书记的阿加拉也是其中之一，她们希望我能帮她们想想办法，为此我特意去了趟县医院，领了一些避孕套、避孕环，在各队给一些妇女发放，但很多妇女主动到卫生院来放避孕环，仁曾旺杰书记的阿加拉就是第一个来上“环”的妇女。

还记得有一次索朗书记的阿加拉又病了，他女儿索

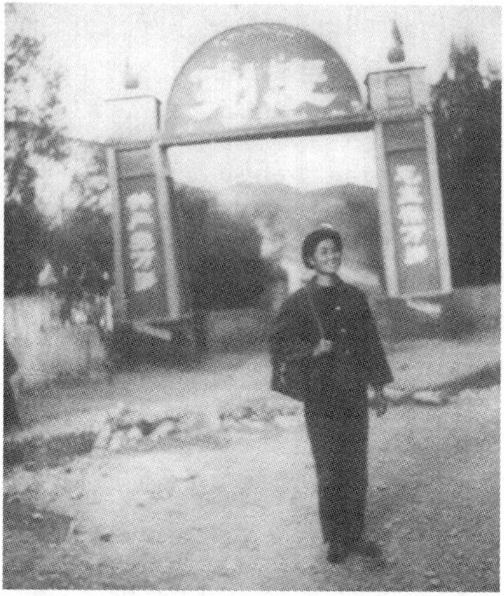

我要出发去巡诊了

朗央宗也在我们这里学习，她带我去她家给妈妈看病，照顾阿加拉的索朗书记，知道我们还没吃午饭，亲自给我煮了鸡蛋，在他家我第一次品尝了生羊肉的美味。只见他把风干的生羊肉用藏刀切成条状，放到石臼中砸一砸，撒上盐巴、辣椒粉和大蒜汁拌着吃，真香啊！我早就知道藏族群众有吃生肉的习俗，在专区医院，刚杀过的牛肉，鲜红鲜红的还热乎乎的，“马季拉”厨师也是把牛肉切成小条，用酱油、大蒜、辣椒拌着吃，我也领教过，味道好极了。这次的干羊肉，又有一番浓厚的香味。也可能是饿了，一堆肉一会儿就吃完了。索朗书记看我爱吃，非常高兴。藏族群众就这么实在，他觉得你爱吃他的食物，也是对他的尊敬。他亲手为我打浓浓的酥油茶，忙前忙后。

由于他的阿加拉身体一直不好，他为公社操劳还得回家照顾妻子，挺不容易。他特意让女儿跟我们学习，也许主要原因是他对医生治病救人的感触吧。看完病，留下药和索朗央宗，让她照顾妈妈。书记非让我把煮好的鸡蛋带上，恭敬不如从命，我带着鸡蛋高高兴兴地回卫生院，想想次仁卓嘎是孕妇，比我们更需要营养。

粉碎“四人帮”

到列麦时间过得飞快，一晃就是 1 个月。10 月里一声惊雷，恶贯满盈、祸国殃民的“四人帮”倒台了。全国人民欢欣鼓舞，远在列麦公社的我们，和全国人民一样，感到压在心里的石头被搬走了，压在头顶的阴云被吹散了。随着中央的几次会议，拨乱反正，开展了对“文化大革命”等一系列历史问题的纠正工作。工作组老于告诉我们，过去对我们的一切错误攻击、调查，和一些不实的言词，也随着“四人帮”的倒台，烟消云散了。他鼓励我们在批判“四人帮”的活动中，走在前面，配合工作组做好宣传工作。

为了让全公社的藏族群众更清楚地了解“四人帮”的滔天罪行，老于让我们和插队的几个大学生一起配合，把批判“四人帮”的活动轰轰烈烈地搞起来。我和小金负责青年突击队的文艺宣传，编排一些歌舞庆祝粉碎“四人帮”的胜利。老胡和小张一起画了一组十分生动的漫画，图文并茂地把“四人帮”的罪行一一展示出来。每次我们巡诊，都会带上这些图板，在田间地头，把这些宣传图板一挂，走到哪里讲到哪里，深受社员们的欢迎，达到了很好的宣传效果。

有趣的是，也正是通过这次活动，我们和平时话不多的小张熟识起来。她平时是个很内向的姑娘,很爱看书,文学艺术方面的才华不比我们差。尤其“四人帮”倒台后,大家都能敞开心扉、畅所欲言,无所顾忌地什么都可以聊,所以促进了彼此相互的了解。再有一点十分重要，她和我们都是老干部的子女，这种比血脉还近的亲情，使得我们相处感情就更近了一层。小张和老胡一起下棋、画画、做诗、写歌，他们之间非常有共同语言，为此我也打心眼里佩服她，喜欢她。越对她了解越觉得这个女孩子有思想，有内涵，后来十年在西藏的工作生活中，我们都是最要好的朋友。正是因为我们喜欢她的诚恳、稳重、爱学习、爱思考，虽然她还比我小几岁，但她的优点正是我的不足，所以有事我很愿意听听她的意见。后来我们有了女儿，我请她当我女儿的“教母”，我希望我的女儿不要像我过于简单，而要像她一样更有内涵，更成熟一些。老胡很敬重小张，要说这辈子的“红颜知己”，小张不能不算上一个。

1977 年的新年我们是在列麦渡过的。对于新年藏族群众不是太重视，既没有什么特别的仪式，也没有太多的活动，只是青年突击队的宣传演出到各队热闹了一番。过去的 1976 年，中国社会的变化波澜壮阔，而我们，也和全国人民一样，经历了翻天覆地的变化。生活、工作，不论是地点的跳跃：从北京到西藏、从山南到列麦，跨

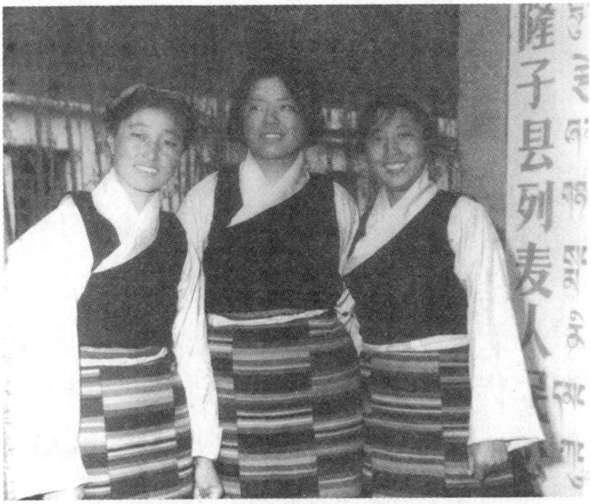

三位在列麦插队的女大学生留念，左：小金，中：小张，右：小孙

度之大，变化之快是我们前所未有的。在这一年里，我们从大学毕业生，到结婚，到成为西藏专区医院的医生，到现在列麦公社的“赤脚医生”，这一切一切的变化，都让我们百感交集，感慨万分。人生也许就是这样，时时处处充满了“变数”，有些是不以人的意志为转移的。对年轻人来讲，这也许正是人生奥秘之处，正是人生多彩之处。但无论怎样，对于未来，我们俩还是充满信心的，我们越来越体会到，中国的大环境在改变，在向前发展，在这个大环境中，只要我们能在一起，生活再艰苦也是幸福的；只要我们俩能在一起，工作再困难，我们也是可以战胜的。可以说这一年我们更成熟了，这一年我们更知心了，这一年作为夫妻，我们更融洽了。1976 年，对于全国人民来讲是难忘的一年，对于我们来讲更是难忘的。

改善生活

新年一过，接踵而来的是春节、藏历新年。我们身在西藏，尤其是列麦公社，当然要入乡随俗了。藏历年和春节只差几天，节前，我们随青年突击队文艺队，一起编排了很多节目，和他们一起到各队演出，同时还兼顾着我们的巡诊工作。真可以说是走到哪里唱到哪里，走到哪里跳到哪里。来列麦公社参观的人多，演出也是重要的任务，因此列麦公社演出时服装十分到位，使每场演出的质量都能得到保证。全公社都热闹起来了，家家都喜气洋洋。正是农闲之时，列麦公社也给社员们放假过年。随着热热闹闹、红红火火的演出队，我们每天也兴奋不已。到西藏之后，虽然没有来之前想象的——骑不完的马、唱不完的歌（因为山南是农区，虽然有骑马的机会，但并没有那种在一望无际的大草原上驰骋的时候），但歌声与舞蹈、青稞酒、酥油茶与洁白的哈达把这一切串连在一起。我们现在远离北京、远离家人，但这里有火热的激情，这里有金子般的真诚和质朴，把我们的心烘得暖暖的，和他们在一起，和他们交朋友，为他们服务，我们心里很充实。

节日里，索朗书记和公社干部来看望我们，对我们的工作给予表扬，肯定了我们这几个月的付出，为列麦公社的广大群众带来了益处。为此给我们送来了不少的酥油、茶叶、鸡蛋。藏族群众一般不爱吃鸡蛋，说有鸡屎味，但汉族人爱吃，所以成了藏族群众招待我们时最好的食品。在我们的宣传带动下，身边几个孩子和次仁卓嘎也开始爱吃鸡蛋了。

次仁卓嘎的肚子也渐渐显形了，可从未见孩子的“爸爸”来看她。开始我也不太好意思多问，只是看她每天和我们一起翻山越岭到各队巡诊、劳动，真挺心疼她的。能照顾的我们尽量照顾她，让她与我们同吃，可以增加些营养，她也特别懂事，挺着肚子还和老胡抢着挑水，和我抢着做饭、洗碗。她总说藏族人没那么娇气，所以样样走在前，做在前。而我们既是朋友，又是医生，我答应为她接生，她也特别高兴。

说起吃，西藏青菜少，冬天就更难见到点绿叶子，食品又比较单调，有时出诊回来的路上，次仁卓嘎会教我在一些山坡地挖“小人参果”，也叫“蕨麻”，红红的一颗颗根茎植物，做粥吃有点甜丝丝，像小红薯的味道，好吃也有营养。冬虫夏草是青藏高原的特产，遗憾的是我们从没挖到过，那要在夏季太阳出来之前去挖。为了改善伙食，解解馋，我们常利用休息时间，傍晚或大中午，由工作队老于带我们去隆子河炸鱼。

老于是抗美援朝老兵出身，进藏二十多年，什么没见过，什么没吃过，常听他讲吃獐子肉，吃得鼻子流血；还有“贝母鸡”，是一种从小吃贝母长大的野鸡，味道极其鲜美；“雪猪”是冬天才能抓到的，也是野味中的极品。说得人口水直流，可惜吃不上。但隆子河的“鳇鱼”有的是，就靠运气。炸药装在我们的大药瓶里，插上雷管，接上导火索，选择一处水深的地方，点燃导火索，丢进河里。

我们都躲在河滩的巨石后面，随着一声巨响，河水掀起一丈多高。河里的鱼就会被炸晕，如果赶不上这拨，有时只有几条鱼，要是赶上好的时候，一炮下去，河面上漂满了鱼。我们的几个男学生,高兴得光着屁股下河捡鱼，女孩子们把他们扔上岸的鱼装麻袋，或用大洗衣盆盛得堆尖。藏族群众不吃鱼，所以河里鱼多，这种长胡子没有鳞的鳇鱼，听说十年才长一斤肉，有时炸到五六斤一条的大鱼,真是爷爷奶奶辈的了。每当大丰收时,工作队、我们和4个插队的大学生，由于住得近，也常一起聚餐，或分到各家吃上一段时间。我用爸爸教我的方法，做成一块块熏鱼，保存期长，携带方便，又是我们巡诊时带在路上吃的美味，受到孩子们和次仁卓嘎的欢迎。老胡更不用说了，我做什么好吃的都会得到他由衷地好评。

知道我们什么都敢吃，什么都会做，有时群众打到一些野物常给我们送来，换点他们喜欢的烟呀、糖呀之类的（藏族群众吸“鼻烟”，但年轻人也有学会吸香烟的，老胡吸烟，跟他要烟的人也不少）。有一次居然送来了一只猫头鹰，反正已死了，我们也来者不拒，照样用高压锅给红烧了,请老于他们一起吃,谁也没猜出是什么“肉”。最有意思的是那次：

我们巡诊回来，太阳已经落山了，不开灯屋里什么也看不清。进到卫生院，不知谁发现病床上躺着一个赤裸裸的“人”，吓了一大跳，忙把灯打开一看究竟，更吓得几个孩子都尖叫起来。隔壁我和老胡正在洗手洗脸，听见惊叫声，顾不得擦干，两个人一下冲出去，进了病房我们也愣住了，一只没有头，被剥了皮、开了膛的动物，身子下垫了报纸，端端正正地“躺”在病床上，难怪孩子们吓得直叫，黑暗中太像是个人了，且还没有头！我们几个围着它看，议论纷纷，有说是野羊的，有说是小牛的，大家都纳闷，不知何方神圣。公社“马季拉”（大师傅）跑来，一边跑一边还嚷：“谢给敏都！谢给敏都！（不要怕！不要怕！）”进到屋里藏语、汉语加比划，我们才闹明白：是四队社员打死一只伤害羊群的豹子，皮他们剥了留下，内脏喂狗了，肉送来给“阿姆吉拉”吃。我们乐坏了，忙把工作队老于他们和几个大学生都邀请来，两个电炉、两个高压锅，满满炖了两锅豹子肉，一起来了个大会餐。大家个个吃得满嘴流油，其香无比。就这么吃也吃不完，我们把剩下的肉分给大家，大家吃得满意，拿着高兴，临走老胡发话：“请大家吃完肉把骨头送回来。”因为豹骨与虎骨差不多，都是中药材。确实如此，这根根骨头都是雪白的、半透明的，里面的血都能透出来。后来我们把一根根骨头洗刷干净，晾干后，我和次仁卓嘎带着孩子们步行到隆子县，交到收购站，从县医院换回不少药品、器材，使我们卫生院不仅有西药，还有了不少常见病用的中成药。

危重病人

在公社卫生院里，靠我们两人的知识和能力，一般危重病人均能得到及时的救治或缓解。但个别疑难病例，还真有些束手无策。记得有一位从加玉公社赶马车送来的危重病人，是四十来岁的妇女，面色特别黑、无欲状。因为腹泻几天，脱水，消瘦，病情危重。她丈夫是加玉公社的一个生产队长，听说列麦有北京来的大夫，特意赶马车把重病的妻子送过来。希望我们有起死回生的能力。我和老胡很快就诊断她是一个少见的艾迪生病（Addison's disease，原发性慢性肾上腺皮质功能减退症）的晚期病人。病人肾上腺皮质功能衰退，因为藏族群众中结核病人多，这个妇女的病很可能也是由于结核引起的。牟大夫常说：西藏高原阳光充足，原本没有结核病，后来与内地人流交往，结核菌也带进了西藏，而这里不像内地普遍接种卡介苗，对结核病的早期防治也不那么重视，所以在一些体质较弱的人群中，结核病发病率还是比较高的。在专区医院传染病房，住院病人主要是结核病人，很少有肝炎或其他内地常见的传染病。而这个病人消瘦的体质，以及艾迪生病特有的体征，诊断是不困难的。关键是治疗措施能否及时有效地挽救病人。

马车一路走了七八十里山路，病人来后，严重脱水，皮肤一点弹性也没有，口干唇干得张不开嘴。同时，病人衰竭很厉害，心律不到 50 次 / 分，血压很低，收缩压不到 70mmHg，舒张压不到 40mmHg，我们除了对症治疗，补液、补电解质、抗感染、抗结核外，没有太好的办法，只好求助牟大夫。往雪坡下公社给他打电话后，他骑了 7 个小时的马，连夜赶了过来。看了我们的救治方案，认为是正确的，并给病人加上激素。但病人病程较长，这次腹泻、呕吐 7 天，尽管加强补液、补电解质，但脱水及电解质仍不能很好地改善。抗生素、激素好像在她身上没有产生明显反应，血压还是上不来，最终呼吸、心跳停止。

病人家属亲眼看着我们几天来顾不上吃饭、睡觉，一直守候在病人身旁，并特意请来了有经验的高年资主任医师，非常感动。虽然谁也没有回天之力，病人最终没能救治过来，同来的家属没有任何怨言。当病人呼吸、心跳停止后，我们沉痛地向她默哀，表示我们的悲痛之情。

令人不解的是，这位队长丈夫，当爱妻的手松开时，他并没有号啕大哭，只是默默地流着眼泪，把妻子抱起来，弯曲双腿，让上身和腿紧紧抱在一起，并用妻子的腰带捆紧尸体，用一张毛毯把她包严，趁天没亮，背着妻子的尸体向隆子河走去。是次仁卓嘎用眼神止住我们的阻拦，我们看着他一步步走远。次仁卓嘎才告诉我们，这个丈夫要亲自给爱妻做“水葬”。我们很想去看看，她止住了我们说，还是让两个“布”（小男孩）去吧，可能他不会反对。

后来听两个孩子说，队长可伤心了，他用随身带的藏刀，把妻子沿着一个关节、一个关节地切了，连手指头都是一节节切开，除了头发烧掉，全部丢进隆子河，这就是藏族传统的“水葬”。鱼在这里被视为“神”，是因为它们可以把人的肉体吃得干干净净，而灵魂早已出“壳”，脱离肉体升入天堂。

西藏民族对死者有天葬、水葬、火葬、土葬等仪式，而天葬为第一位。死者送到天葬台，一般是由喇嘛选好的风水宝地，将死者切割后，将肉体与糌粑混合好，一吹号，一些据说叫“丁阿”的红嘴大鸟飞来，将死者的肉体和糌粑啄食干净，而且越干净越好，同样是消灭肉体，而灵魂升天。头发是鹰不吃的，所以要烧掉。离水较近的人死后多为水葬，一般由村里的水葬师完成。死者生前身上的穿戴是给水葬师的回报。这位队长亲自为爱妻做水葬，说明他的感情深，我们也衷心地祝愿她早日升天堂，有个好来生。

牟大夫来了，老胡特别高兴，请他和我们一同巡诊。一些重病号请牟大夫看过，请他对治疗方案提出更好的建议。并给我们的孩子就“休克”“肾衰”“心衰”讲了几堂课。

牟大夫临行前跟我们商量：他那儿有个病人，他诊断是“多发包囊虫”。因为居住在雪坡下公社最边远的牧区，前去专区医院做手术，路太远，而且病人情况也不允许，他希望我去那儿为她做手术。他知道我在外科工作的情况，认为我可以胜任。我和老胡也同意他的安排。他先回去做一些准备，然后接我和老胡一起过去。事情说定了，没有一周的时间，来接我们的拖拉机就到了。我们简单的安排了一下工作，让次仁卓嘎与索朗书记说明一下，就上了拖拉机向雪坡下公社奔去。

拖拉机开了七八个小时，一路上坡，又下着雪，天气格外寒冷。我们穿着皮大衣，坐在拖拉机拖斗中颠簸，骨头都快散架了，可谁也顾不上这些，一心想着路滑、坡陡，安全第一。西藏就这个条件，实在太冷，我们就下车跑跑走走，当我们赶到目的地时，天已经黑了。牟大夫在公社食堂给我们打了点饭，因为学校放寒假，也就安排我俩住在教室里。用课桌搭成“双人床”，借了几床被子凑合几天。

晚上，牟大夫又把病人的情况向我们仔细介绍了一下：雪坡下公社是个牧区，包囊虫病人很多。我们这个重病号是个 30 岁的妇女，因为同时和一家兄弟 3 个结了婚，是这个家庭中的唯一主妇，所以地位特别高。像这种情况，在西藏是常见的。地大人少，交通不便，娶亲也是件不易的事。有些地方常因近亲结婚生下痴呆的孩子。我曾认识一个小伙子，他说他们村十几家人，只有他一个身体头脑健全的人，从部队转业回村当了队长，全村的女孩恨不得都跟他。现实中这三兄弟娶了一个老婆，好处是兄弟三人不会分家，可婚后这女人一直没有生育。有报道说西藏生育率低，与吃“豌豆”有关，不知是否属实。这位妇女从去年初肚子开始大，但月经却一直没停。如今一年多了，肚子越来越大，足有足月孕妇那么大，但没有胎动，没有生孩子的迹象。牟大夫去后，考虑是腹腔内的“包囊虫”，建议他们送她去专区医院做手术。但这妇女离不开家，怕一去就回不来了。3 个丈夫求牟大夫在当地做手术，牟大夫也认为我在专区医院常做这类手术，不是什么疑难手术，几经考虑，看到病人基本情况较好，家属也配合，在当地手术，尽管条件差一些，但还是可以达到最基本条件的。手术成功率还是比较大的，他才下了决心拍了板。他说：这也是方便群众，对林大夫也是个考验。

病人比我们先到一天，已在隔壁教室里住下了。第二天一早，我先去检查病人。病人名叫曲珍，她的 3 个丈夫全来了，老大比她大两岁，老二与她同岁，老三比她小两岁，3 个丈夫身体都很好，对她也是十二万分的体贴。做什么事都轻手轻脚、小心翼翼的。我检查了病人心、肺及血压情况，正如牟大夫说的，一切都很正常。只有腹部隆起足月大，腹壁很紧，很难摸清“包囊虫”的部位和个数。但根据病史、生活环境都支持“包囊虫”的诊断，病人的基本情况也不支持腹部恶性肿瘤。我们决定明天为病人做“剖腹探查”手术。

今天的任务是做术前准备：禁食，补液，备皮，用石蜡油，促进肠道排空。病人显得很从容，对我这个比她还小点的女医生，有一种特殊的信任与亲近感。3 位丈夫显得格外紧张，但事事还是非常配合的。这一切对我来讲也是无言的支持。老胡私下问我有多大把握，他考虑问题总比我细，比我深。我还没说话，牟大夫说：“我信得过林大夫。”他的夫人在军分区就是有名的外科医生，他老说女人搞外科辛苦是辛苦，但手术细致轻柔，他要有什么病非做手术不可，准让他老婆做。

我们在雪坡下公社小学内找了一间刚粉刷过的小办公室，并在公社保管员那领了十几米白布。用两张办公桌搭了一个手术台，上面垫了一块卡垫，铺了块塑料布，白布在房顶上钉一块，手术台上铺一块。雪坡下还没电，屋角生一个牛粪炉。简单的手术室就算建成了。

手术的安排是这样的：我主刀，牟大夫在我对面做助手，老胡负责麻醉、输液及观察病人的基本情况。和牟大夫一起到雪坡下下乡的扎西多吉也赶到了，他原来就是外科手术室护士，他和我一起准备、消毒器械，手术中做巡回护士。

第二天上午10点，太阳完全升起来了，手术室内牛粪炉也烧得旺旺的,病人在3位丈夫的帮助下进了手术室。我们严阵以待，为病人进行手术。

老胡给病人输上液，加入适量镇静药；我做皮肤消毒后，铺上消毒巾，做切口的局部麻醉；牟大夫站在我对面做助手。我们都短打扮，半袖内衣外，一人一件消过毒的白围裙。尽管没有太好的“刷手”条件，但酒精泡手、消毒口罩、手套、帽子还是一丝不苟的。器械及大大小小消毒纱布、方巾放在牟大夫旁边一张小课桌上，特意从食堂库房要的白色方托盘、搪瓷盆、铁皮桶全是酒精消毒后备用。

我切开腹壁止血后，开始探查，可以说“一目了然”。“包囊虫”的诊断是肯定的，但数量却比我们原来预想的多。我初步一摸，肝上3个包囊虫并排在左右肝叶上，最大的有儿头大，最小的也比拳头大。另外网膜上、肠系膜上各有一个比儿头还大。我伸出5个手指头示意牟大夫、老胡，大家都心领神会地点点头。

首先清理肝上的包囊虫，用纱布将包囊虫周围包裹好，怕就怕没有感染过的包囊虫，一滴清亮的囊内液，就有可能造成病人重度过敏反应，这是做包囊虫手术的要点。所以一切要小心、再小心，如果出现过敏性休克，可够我们几个一呛。好在打开第一个左肝叶上最大的囊壁，是个感染过的包囊，囊内全是些混浊黄绿色的液体。一个个破溃的小囊壁，大大小小漂浮在腐败的液体中，数量之多，令人吃惊。仅一个囊壁内，就有半洗脸盆的坏死液及囊壁组织。我处理干净囊内容物后，扎西递过福尔马林液，我用纱布沾着，擦洗囊内壁后，向内反折将囊壁缝死。处理完第一个包囊虫，我已经满头大汗了。因为局麻，腹壁很紧，视野不好，且活动度有限，所以操作起来有一定难度。处理完第一个后，视野及活动度也增大了。处理第二、三个包囊虫，因为全是感染过的包囊，总共掏出一脸盆的坏死囊液和小囊皮。

接下来，做网膜上的包囊虫，打开包囊，囊内为清亮液体。大大小小乒乓球样的小包囊毫无破损，这是一个没有感染过的包囊虫。我提着夹住囊壁口的钳子，示意牟大夫把囊周围再盖上一层纱布。我小心翼翼地清除囊液及小包囊，就这一个囊内就有近一脸盆的内容物，我再次用福尔马林清洗囊内壁后，反折囊口缝死囊壁。冲过手之后，处理肠系膜上那个儿头大的包囊虫。虽然它的位置较深，但是前几个包囊虫处理完了，腹腔空间大了，处理起来就方便多了。我很快处理完这个感染后的包囊虫，缝合囊壁后洗手再做最后的探查，让我吃了一惊，深部肠系膜上还有两个包囊虫，左、右各一个，左边拳头大，右边鸡蛋大。尽管没有前几个大，但位置较深，必须处理掉。我示意牟大夫、老胡，让他把镇静剂稍加点量，对最后两个包囊做了一一处理。这两个包囊位置极深，在骨盆底部，且又没感染过，所以需要格外小心。我在扎西背上把头上的汗擦掉，让自己的心静下来，从容地把最后的包囊虫处理完。牟大夫清点器械、纱布，我抬头看了老胡一眼，他冲我伸出大拇指，我会心地笑了。缝合伤口后看表，手术用了两个小时多一点。比起在专区医院，手术时间长了很多，但病人配合，大家齐心，手术能顺利完成，我还是满意的，牟大夫、老胡还有扎西，都有同感。

手术室小，保温条件好，让病人继续留在手术台上休息。3 位丈夫也把他们的家当搬了过来，扎西说他们看到满满一桶包囊液和小囊皮后，真吓得不轻。扎西倒上福尔马林，找了一块林地给深埋了。

下午，由于镇静药的作用，病人一直睡着，但体温开始上升，因为抗生素用着，我们还是比较放心。我们 3 个人排了班，术后第一天，牟大夫守护病人。夜里，病人体温急骤升高，达到 41℃，而且开始咳嗽，肺里有湿啰音，每咳一声，肚子上的伤口就疼，还出现渗血。牟大夫把我和老胡叫起来，告诉我们病人术后出现了肺炎，我想可能是因为手术床太薄，手术时间长，那个牛粪炉怕有灰，不敢动它，后来火几乎灭了，降低了室温，病人受凉造成的。老胡、牟大夫更倾向病人手术打击，抵抗力下降。不管什么因素，加大抗生素的用量，对症降温、镇咳，我看了伤口，加压包扎上。并嘱咐家属，多给她翻翻身，拍拍背。三四个人也忙乎了一夜。

第二天，我们两人一组，守在病床边。体温控制住了，没有再升高，很快咳也开始化痰了。伤口没有再渗血，一切向好的方向发展。

第三天，病人体温下去一些，我们才稍松了口气。让病人进些流食，补充些营养。牛奶、蛋花汤、涂粑，吃进去后，病人精神有了明显好转。3 个丈夫也特别感谢我们，又是敬酒又是倒茶。左一个:“突气拉”右一个“突气拉”，让我们想起刚到医院时说不对“突气”，整天跟人家说"都气"既放屁的意思，别人碍于我们刚来，谁也没点破这点，还是水利队号称"下乡干部"的平措好心好意给我们纠正过来。想想闹了多少笑话呀，牟大夫和扎西都笑得直不起腰了。扎西说：藏族群众挺忌讳"放屁"，有一次一个群众大会上，一个"伯姆"（姑娘）放了个屁，全场人大笑，羞得姑娘用自己的藏刀把自己扎死了。可见我们到处"都气""危害"有多大了。说说笑笑是看到了病人的好转，但第六天，新的问题又来了，病人出现腹胀，进食 3 天，有排气但没排便。术前喝过石蜡油，腹腔基本排空了，这两天奶呀、蛋呀可能吃多了，腹胀，病人挺痛苦，可这时石蜡油所剩无几，只好因地制宜，我和牟大夫只好用 10ml 注射器，接根导尿管，一管管为病人往肛门里注入肥皂水。打了 150ml，病人有了便意，当她能排出大便后，她舒服了，我们也乐了。

第七天，病人可以在丈夫们的搀扶下出来晒太阳，体温、血压、脉搏均很正常，吃东西也不错，精神状态更是极佳。看到消失的大肚皮，她觉得轻松多了，人也显得年轻漂亮了许多。他们最关心的是她是否能怀孕，据我手术探查所见，附件、子宫发育良好，也没有什么炎症及结核表现，应当是可以怀孕的。就这个问题我还特意给 3 位丈夫上上课，一是"夫妻生活"不要太勤，二是注意卫生，月经期间不要在一起，怀孕是没有太大问题的，3 位丈夫都听得很认真。我们在巡诊过程中，也发现群众对妇女经期的卫生及经期避免性生活很无知。因为不穿裤子，月经血经常顺腿流。刚到西藏时，门诊一个 18 岁的"伯姆"（姑娘）吓了我一跳，血流一地，她一边用脚擦一边笑,后来我才知道是“恰地差”(月经)。所以巡诊时我们专为妇女讲“经期卫生”。借此机会也给他们讲了一下。尽管如此，藏族妇女的妇科病却很少见。

第八天上午，我们给病人拆线，伤口长得很好，由于西藏紫外线强，术后伤口感染极少发生，而且藏族群众机体抵抗力也强，对伤口的愈合很有帮助。下午我们告别了牟大夫、扎西及病人和她的 3 个丈夫，拖拉机一路下坡，5 个来小时回到了列麦公社。这一次手术给我们留下了太深的感触和印象。但更多感觉是对自我能力的检验。牟大夫对我很满意,赞誉有加,但在回专区医院时,我们并没有当成一件“丰功伟绩”来汇报，我们只觉得做了我们应该做的工作。

代管试验田

从雪坡下公社回来后，我们又投入到日常平凡而忙碌的工作中。当路边的迎春花开放时，我们意识到春天已向我们走来。今年，清华大学毕业的小冯，在他们小院前面的河滩地开出一块“实验田”，种上了从东北老家带来的玉米种子，希望它能在西藏高原生根结果。但西藏早晚温差大，所以晚上玉米苗要用塑料布盖起来，白天掀开，让它们充分享受阳光。他在突击队难得回来，照顾这块实验田的任务就交给了我们。从此，我们早上巡诊出发前，就把实验田的塑料布一张张打开，晚饭后再盖上。几个学生特别上心，常常不用我们催，他们早弄得好好的了。这事并不复杂，天天看着这些小苗茁壮成长，我们也感到高兴。可天有不测风云，那天一早起来还是艳阳高照，我们按惯例把玉米苗上的塑料布掀开，看着长了有一尺多高的绿苗，大家都非常开心，次仁卓嘎还说我们晚上给它浇一茬水，过几天会长得更快。

院里没有住院病人，所以是“倾巢出动”，我们分头去四队、五队巡诊。路途都比较远，下午回来时，已经四点来钟了，谁料到突然变天了，阴风四起，乌云随着阵阵狂风像千军万马一样从天边压了过来。暴风雨就要来了，我们首先想到的是那片玉米苗，娇嫩的小苗哪能经得住这场暴风雨呀？为了抢时间，我带着几个“伯姆”（女孩）赶快往回跑，嘱咐次仁卓嘎就留在农机站，等雨停了再回去。

几个小孩和我一起，跑一阵走一阵，我心知肚明，老胡在五队，路更远，他们不可能比我们早到家。我们只有加快脚步，和老天爷抢时间。但没等我们赶到家，一场无情的冰雹打了下来。都说西藏无四季，经常一天中雪、雨、冰雹和艳阳天都轮番出现，叫“一天有四季”，一点不假。鸽子蛋大的冰雹打得我们没处躲也没处藏，我们只能低着头一路向前跑。

实验田也确实遭了殃，等我们深一脚浅一脚地赶到时，那一棵棵嫩绿的小苗被打得七零八落、东倒西歪，被一片白色冰雹所代替。几个孩子都伤心地哭起来，我本想扶起几株小苗，但看到全被雹子砸断了，不可能再救活了。我们正在伤心，老胡的一队兵马也赶到了，我正奇怪他们回来得这样快，他解释说，看变天了，他和几个“布”（男孩）铤而走险，赶在冰雹到来之前翻山过来，路险但近了很多。下到山底下才下起了冰雹，要是在山上那麻烦就大了。我们俩对小冯有一种歉意，但小冯赶回来后，并没有怨言，他说：“这么大的冰雹，就是在塑料棚里也一样被砸坏、压倒。”我们知道他一定比我们更难过，真希望来年他能有好运气。

雨过天晴，但路泥泞难行，想到次仁卓嘎还挺着大肚子，就更不好走了。老胡二话没说，带上两个男孩子去接次仁卓嘎，还没走出多远，见机修厂的小倪和小李一边一个扶着次仁卓嘎踏着泥水往回走，这才放了心。在列麦公社，不能不说说这两位插队落户的江苏复转军人。他们在机修厂，平时难得生病，我们常在三队巡诊时路过那里，帮他们处理些外伤，给他们留些纱布、药棉、红汞之类。这两个小伙子，典型南方人模样，个头不高，瘦小精干，透着一股灵气，平时话不多，但实干。他们完全和藏族社员同吃、同住、同劳动，因为在列麦插队的人全都穿藏装，藏话说得呱呱叫，所以有时不知情的人很难辨认出他们是汉族，藏族群众都喜欢他们。搞机修厂，发挥他们在部队汽车连出身之所长，不仅公社支持，也得到县里的肯定，提供了一些车床等设备。因此周围公社有拖拉机、汽车、打麦机坏了，全到他们修理厂来维修。这两个人也算为列麦公社立功的人，挺让人尊敬佩服的。

见识“水磨”

下乡让人长见识。过去我都不知道糌粑是怎么磨出来的，到列麦以后，才知道青稞是怎么炒出来的。在巡诊的路上，我们常会遇到妇女、大叔炒青稞，真是“香飘万里”呀，远远就把我们吸引过来。每每走过那巨大的柴锅旁，这些“阿加拉”（妇女）们都会将炒熟的青稞把我们的衣裤口袋装得满满的，让我们边走边吃。但是糌粑是怎样磨出来的，对我们还真是个谜。为此，次仁卓嘎还特意带我们去二队的水磨房一看究竟。

真像“正大综艺”所言“不看不知道，世界真奇妙”。这句话用在这里再贴切不过了。水磨房的水源，是从隆子河急流滚滚的主河道引出的 1 米来宽的水渠，磨房就骑跨在这水渠之上。河水冲向水渠，通过磨房，推动磨房巨大的水车，带动上面的巨大石磨。而河水又拐个弯回到隆子河。所以石磨是“永动”的，谁家磨青稞，就放在石磨上，不用看管，到时来收。如果别人家磨，就放在一边，等人家磨好，会帮助下一家把炒好的青稞倒在石磨上,不用担心丢失或搞混。藏族群众没有小偷小摸，他们全民信佛，相信所作所为全有佛祖看着。据说生前做好事，死时灵魂出窍，会从头顶出去，这样可以上天堂，来世能投生成人，大福大贵。而生前作孽的人，死时灵魂从肛门出去，下地狱且来世变动物，但不会变成猫。

猫受到藏族群众的爱护，所以说什么“好”，藏话是“雅古喜咪喜扎都”，“喜咪”就是猫，“好得像猫尾巴一样”。据说修行九世才能转世为“猫”。

说起无人看管的磨房，香气扑鼻，次仁卓嘎说：糌粑里有青稞、黄豆、豌豆，所以营养丰富，特扛时候，但不好消化。说着我们往外走，想起前段发生的一件事：有个县中学的学生，糌粑吃完了回家取糌粑，走了 30 里山路赶回家，太饿了，一口气吃了满满一“唐古”（羊皮口袋）的糌粑，又喝了好多茶，一下胃扩张撑死了。后来水葬时，我们发现他的胃薄得像塑料袋，直压到盆腔，里面全是吃进去的糌粑，想来真是很可惜。

夜救病童

一天半夜，朦胧中听到有人敲门。我们忙打开灯，披上衣服开门。夜里叫门，一定是有急诊，对我们来讲，也是常事。原来是二队一位“阿加拉”，她带着哭腔诉说：她 1 岁的儿子发高烧，呕吐不止。我和老胡忙赶到她家，见孩子脸烧得通红，心率快，可能因为发烧所致，肺部检查阴性，查腹部，腹胀明显。腹股沟有鸡蛋大包块，透光实验阴性，疝气可能性比较大。我试着往回推了几次，因环口较紧没有成功。孩子烧这么高，会不会有肠管“嵌顿”造成的坏死？如果真是如此，必须手术，有可能还要截除坏死肠管。手术条件要高一些，我们俩商量一下，为了保险，还是尽快送到县医院手术更安全。但现在是深夜2点，孩子的爸爸还在突击队，我们找车找马一时都办不到，我决定和孩子的阿妈一起背孩子去县医院。我是外科大夫，可以和县医院的外科医生共同完成手术。老胡留下，明天他还预约了病人，次仁卓嘎也许太累了，我们忙进忙出她似乎没听到，让她好好休息一下吧。

事情一旦定下就马上行动，我回去稍做休整，那天正赶上一个满月天，方便我们赶夜路。阿加拉把孩子平放在一个椭圆形的筐中，两头用皮带栓成半圆形环，皮带顶在头上，背着孩子和我一起走出列麦，向县医院奔去。心急如火，脚步匆匆，一路上我们两个轮流背孩子，孩子在筐里睡得还安稳，但我们俩早已气喘吁吁。三十多里山路，我们走了四个多小时，当我们淌着大汗赶到县医院时，天还没有亮。我敲开外科大夫强巴的房门，很快做了检查，把孩子直接送进了手术室。

手术是我和强巴医生一起做的。值得庆幸的是，由于手术及时，肠管没有坏死，因此肠管复位后，缝合疝口、伤口，手术成功完成时，还不到8点。强巴大夫热情地留我们在他家里吃了顿热乎乎的早餐，这时我才真觉得饿了，又为卫生院领取了一些常规药，和孩子阿妈拉一起背上孩子，返回列麦公社。回来的路上心情轻松了许多，我一路给孩子的母亲讲着注意事项，哪些药“天松接，日巴切咯切咯，”即每天三次，每次半片，“天西接，日巴尼尼”，即每天四次，每次两片。关键是注意伤口别感染，过几天我会去给他拆线。背着孩子往返六十几里山路，又做了一个手术，虽然腰酸腿软，但孩子能平安，对于一个医生来讲就是最大的欣慰。

一次“摩擦”

到列麦这段时间，尽管条件差，工作量大，但我俩挺适应，比在专区医院还自在。工作上互相帮助，生活上互相照顾，两人的感情也真有一种谁也离不开谁的感觉。即便在工作、生活中有些“小摩擦”，但很快也就会烟消云散。记得有那么一回：

加玉来了辆拖拉机，说那里有位难产的孕妇，我本打算和次仁卓嘎去，但看到她行动不便，还是留她在家，和老胡一起出诊。为了语言等更方便，把刚从专区医院“上、管、改”回来的赤脚医生赤列叫上一起去了，虽然人家就是回家休息几天，可病情十万火急，也顾不上这些了。

孕妇是臀位难产，我们到时孩子的一条腿已经掉出来了，情况不容乐观。我忙铺上单子，戴上手套，做宫口检查，就怕宫口开不全，儿头娩出时困难。老胡忙给产妇量血压、测心率、听胎心。赤列把我们所做的一切跟家属做解释，安抚产妇和她的家人。

经检查，宫口才开七指，没有开全。我消毒后，把胎儿腿轻轻送回产道，一只手堵在会阴口，等待宫口开全到“十指”。宫缩一阵紧似一阵，产妇哭喊不停，家属们又是着急，又是不理解。幸好赤列用藏话一一向他们说明，才不至于引起他们的误会。老胡见我一头大汗，一路奔波，进门连一口水都没喝，忙端碗茶过来，我摇摇头示意他。

我跪在地上，一个多小时后，宫口才开全了。我把手向下移，保护会阴防止撕裂伤，胎儿顺着有力的宫缩，腿和臀部慢慢娩出后，我将孩子完全趴伏在我的左臂上，左中指扣到孩子嘴里，顺下一阵宫缩，右手先充分向下压，再顺势向上抬起，儿头顺利娩出。一个漂亮的小姑娘，一头卷卷的胎毛，湿乎乎地贴在头上。由于羊水吸入，我顾不上欣赏，忙清理口鼻，用导尿管吸尽口鼻中的羊水。然后倒提起孩子两脚，往小屁股上拍了两下，随着孩子的哭声响起，一个新的生命诞生了。我和老胡相视一笑，忙处理产妇的胎盘，家属们“突气拉、突气拉”谢个不停。

孩子的脸色很快红润起来，奶奶用红布包着孩子给大家看过，送到产妇的怀中。尽管她十分疲惫，满头大汗，口唇干裂，当看到自己刚刚出生的女儿，产妇的脸上洋溢着幸福的微笑，是那样动人，不由得不为她感到高兴。

胎盘娩出后，做了检查，并为撕裂的会阴做了肠线缝合，虽然没有大出血，但我们还是留下一些止血药，才完全放了心。看到孩子的爸爸为老婆送上用红糖、鸡蛋、酥油调煮的青稞酒，真是香气扑鼻的美食，老胡悄悄对我说：“等你生孩子时，我也给你做一碗。”我俩都笑了。赤列翻译给孩子家人，大家知道我们是两口子，还没有孩子，都衷心地祝我们早生贵子，祝我们“扎西德勒”，幸福安康。

天色已晚，产妇家属留我们住下，因为接我们的拖拉机明天一早才过来。老胡想骑马回去，但附近几匹马全是农用的，没鞍子不说，连嚼子、蹬子也没有。看我们执意要走，好心的产妇家属只好用羊毛腰带系在马头上当缰绳。可我一上这光溜溜的马背，心里就打怵，再一揪缰绳，还带弹性，缰绳拉直了马头都没反应！更可怕的是，我们要一路下坡，马一低头，我差点没从马头上翻过去，吓得不轻。想想前面又是山路又是河，还有至少两个独木桥，这样骑马，对于我这技术欠佳的人，大白天都危险，何况晚上。前两天一个县里刚来的汉族干部，就是骑马掉到河里了，他走到独木桥上马不听话了，不往前走向后退，连人带马，还有驮的粮食全掉河里了，真的很危险。想着我就跳下马，跟老胡说："咱们还是走回去吧，这马太危险，我没这本事。"可老胡是最爱骑马的人，一有机会就和老乡一起骑马，什么马还都敢骑。今天这没鞍、没蹬、没嚼子的马，他也是头一回领教，仍不想放弃这"骑马挎枪走天下"的机会，想想路确实很远，天快黑了，坐拖拉机还坐了三四个小时呢，别说骑马了！他有点急了，脱口就说"你真笨！"

这句话是老胡说我最重的一句话。我这人的性格就是这样，妈妈说我"任劳不任怨"。再苦再累我都不怕，就是别埋怨我，何况他说这话，又是带着气嚷出来的，当着这么多人让我下不来台，真觉得他太不替我着想了。眼泪一下子涌了出来："你愿意骑马你自己骑吧！我自己走回去！"说完我头也不回地向大路跑去。因为药箱都在他和赤脚医生身上，我真是一身轻松，头戴白帽，脚穿白回力球鞋，一身劳动布工作服，所以跑起来很轻快。一会儿就消失在暮色之中。

老胡见我真生气了，还一跑了之，他心想：你能跑出多远去？这可是西藏，又不是北医操场。所以他没有马上去追，想等我跑不动了，再来劝我消消气。他们还是骑马从后面跟了上来，可越走天越黑，越走越见不着人，他心里就开始发毛，心想他们是骑马，我是两条腿，他们不可能赶不上我。又想我是不是跑累了，找个地方休息，或是他们骑马已经超过我了。越想越后悔，越走越担心，索性停下马和赤脚医生一商量，又打马往回走，沿来路去找我。

其实，我可是一条大路走到底。太阳渐渐落下山了，月亮却还没升上来，深山里一片漆黑，但脚下的路仍泛着白光，我就是沿着这条路不停向前。想当初，我在北医是中长跑运动员，几乎年年拿冠军，耐力、体力还是有的。我跑跑走走，走一段又跑一段，开始还觉得挺委屈，掉着眼泪跑，后来紧张、害怕压倒一切，哭也哭不出来了。我只知道我们来的时候是顺着隆子河向东走的，所以我一直沿着隆子河向西跑，它会把我带回列麦，带回卫生院。

在我身边，一边是大山，一边是河流，有时山在左边，河在右边，而转过一道桥，河在左边，山在右边，山路时宽时窄，河水时缓时急。有一段河水似从天而降，发出震耳欲聋的轰鸣，我估计这可能就是次仁卓嘎说过的未来隆子县水电站的流域吧？可此时此刻的我，哪顾得上这些，脚步一直不敢停下。我知道自己没有退路，只能向前，好在一路下坡。

路上很少遇到行人，先是遇上两个藏族群众，一男一女，见我风风火火跑过来，黑夜中也不知是个男的还是女的，两个人马上把身体转向大山，紧贴山根站着等我跑过去才继续走他们的路。后来又遇上一队赶毛驴的，黑灯瞎火地见远远跑来一个人，几人忙拴住毛驴一律把脸转向大山，给我让出一条路。见此我只有加快脚步，一阵风似地从他们身后跑了过去，直到很远很远才敢放慢脚步。

接受这两次的启示，走夜路碰到人并不可怕，在西藏这些年，我觉得藏族群众真的是很老实、很纯朴的。走夜路最可怕的要属遇上野兽了，这里狗熊、豹子经常出没，前些日子四队社员不是还打了一只豹子送给我们吃吗？在专区医院外科，我有个病人就是被狗熊舔去了半个脑瓜皮，后来在我这里消炎治疗多时，没办法植皮，还是送到成都去治疗的。一想到这些,不由得更紧张起来。我跑到河边，捡了两块大石头装在口袋里，把红围巾摘下来,一边跑一边不停地在手中挥舞,在这漆黑的深山中,并不觉得可笑，这全是在给自己壮胆呀！

我跑着、走着，一头大汗但并不觉得累，一心只希望早点到列麦。可路却是那么长，那么远。直到跑过列麦一队的村庄，看见列麦水电站，我才感到了希望。等我跑进列麦公社老于他们工作组的住地，已经快晚上12点了。我估计太阳落山是8点的话，我从加玉跑到列麦，足足花了5个小时。

正要洗洗睡下的老于、老刘、平措三个人，看着满脸通红、又是汗又是泪的我，都吓坏了，以为我出了什么事，忙拉我坐下。我委屈极了，先是大哭一场，后来才断断续续把事情的前因后果说清楚。他们一听，又好气又好笑，一致表态:“等老胡回来，我们替你出气！”“这小伙子，怎么能让一个女同志半夜三更跑这么远的路，太不像话了！”年岁大的老刘说着给我倒了杯热牛奶，听说我还没吃饭，平措忙在电炉上把食堂打来的包子在火上煎了几个，老于也一个劲给我说着宽心话。虽说在产妇家吃了些东西，但跑了这么远的路，这会儿也觉出饿来了，我也不管三七二十一，吃饱了，喝足了，一看表都快 1:30 了，可老胡他们还没回来，我们宿舍和工作队也只是一墙之隔，他们回来我们这边一清二楚。想想他们还是骑马，就算马晚上不愿离家走得慢，也不至于慢到这会儿呀？老于也觉得不对劲，他让年纪大的老刘陪我坐着休息，自己和平措打手电去迎老胡。

他们一走又是 1 个小时过去了，2 点多了，我可真有点坐不住了，我怕他骑着“光屁股”马掉河里去了。一路上大大小小不少桥，独木桥就有两座，白天很多人在那都容易出事，何况夜里漆黑一片的。或者会不会是遇上野兽了？毕竟是在这深山荒野之中走几个小时。我实在坐立不安等不下去了，拉上老刘非要去找他们。开始老刘还劝我，说他人高马大的遇见什么也不怕，可一晃老于他们走了都两三个小时了，也是一去不复返，我真是急得够呛。老刘也是五十几岁的人了，我还是拖着他到外面去找人，他拗不过，只好跟我走。谁知我们刚出门下坡，就见远远的手电光闪烁，人声喧闹，我一下子就听到老胡的声音，心里立刻就踏实了。我和老刘站在坡上没有动，等他们走近，老胡见到我，尽管我们俩谁也没主动说话，但从对方的眼睛里，我们都看到了那发自心底的喜悦，刚才为什么生气，早丢到九霄云外去了。

如果没有人在场，我一定会扑到他怀里，会哭、会笑。这一夜七八个小时过去了，我们都经历了翻山涉水的辛苦，更经历了一场情感的风波，但“爱”是最终的结果。

原来老胡他们确实没想到我能跑这么快、这么远，一开始没追上我，他们返回去还了马，又找人打手电、火把沿河找，以为我出了意外，可始终没在河边找到脚印。到了列麦电站，姜工程师还带几个年轻小伙子一起找，要不是老于他们赶到，说我已经到家了，他们不知道要找到什么时候呢。现在两人见面了，大家都放心了。还是老于推着老胡，老刘拉着我往我们宿舍送。老于说：“这‘仗’怎么打，谁胜谁负你们两口子回屋接着来，我们可是要去睡觉了，再不睡天都要亮了。”

这次风波之后，老于他们见到我俩总拿我们开“涮”。我们有时嘴硬，但心里还是甜的，这件事让我们懂得两口子就是要时时刻刻都“心心相印”。

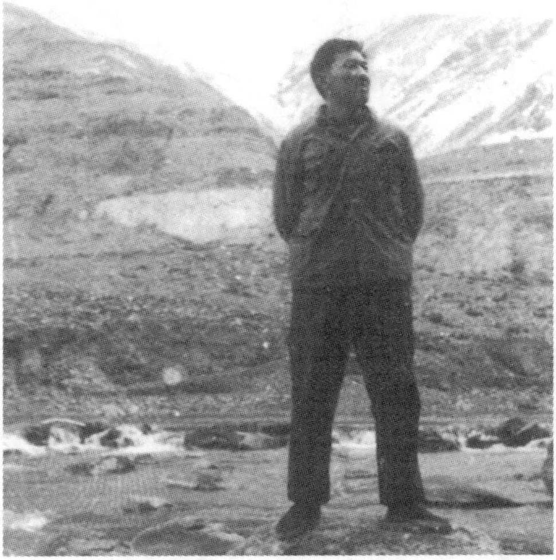

老胡在巡诊路上

西藏的春天来得较迟，4月，树枝已发芽吐绿了，坡上的迎春花也已怒放。每天出去巡诊的路上，看着一丛丛迎春花，在阳光下闪着金光，心里也会像春天的花一样，充满阳光。傍晚，我们常沿着这开满迎春花的小路，到隆子河边担水、洗衣。知道次仁卓嘎怀孕，担水的事我不让她去，借此机会我们俩常在河边转转，洗好的衣服铺在巨大的被太阳烤得发烫的石头上，我们坐在河边聊天、唱歌。有情致时老胡还钓鱼，可惜河水太急，他总是“赶不上那拨”，还自嘲说，这叫“姜太公钓鱼，愿者上钩”，真是乐在其中。太阳落山了，我们的衣服也干了，我收拾家当，老胡挑水，夫妻双双把家还。隆子河边的垂柳，盛开的迎春花、桃花，不仅使大自然充满诗情画意，更让人心醉的是那份宁静，仿佛天地间只有我们两个。

牧场巡诊

5月，牧场的草已开始转绿，各队的羊群、牦牛群都要转到夏季牧场上去。记得在巡诊的路上，常能看到姑娘、小伙赶着上百只的羊群，从山上奔腾下来，蔚为壮观。我的学生们告诉我，赶羊的羊倌手中的“鞭”子，是用羊毛织成的带子，一米多长，一寸来宽，一块小石头放到“鞭”稍，在手中旋转飞舞，打出去的石头正中头羊，靠这来指挥羊群，看了让人称奇。一个小小羊倌，这点功夫也非一朝一夕能练就的。小冯也要去牧场，临走前他建议我们一定要去看看，一是巡诊，二是牧场美景不看太遗憾了。听他一说，我们当然高兴，老胡还特意到公社给牟大夫挂了电话，邀他同往。牟大夫一个人下乡，本来就孤单，我们的邀请当仁不“让”，很快就赶过来了。

那天一早，天刚蒙蒙亮，我们大队人马就出发去牧场，方向是列麦公社的东南面，这条路我们从未踏足。我们两口子背药箱，次仁卓嘎的小背篓里装足了我们的茶叶、盐巴和酥油糌粑，几个孩子前后跑着，唱着，摘着鲜花绿草，做着花环，没有一会儿安静。牟大夫一个军用书包，竟装了一本厚厚的英文字典，一副学者风范。同行的老于、老刘、平措、小姜、小冯，还有一位自治区办公室的小伙子，每人背了一支半自动步枪，弹夹里都装满子弹，有说有笑，跟着领队小冯浩浩荡荡大步向前。几个小时的路程竟一点也不觉得累。

小冯刚从牧场下来，特意来接我们，是当然的向导。远处的山上，有一个山洞，他介绍说：那是个野鸽子洞，过去他曾带几个年轻人半夜打手电筒抓过鸽子。而斜对面的那个山洞，原以为也是鸽子洞，但洞口小得多，有一次他自己去探险，“你们猜我抓着什么了？”问得大家都议论纷纷，有经验的老于说：“这个洞口又小又高，估计是‘蝙蝠’吧？”小冯马上笑了：“姜还是老的辣，没错！没错！那蝙蝠又大又多，忽忽啦啦铺天盖地。要说宝贝，那也不少。”说完看看我们几个大夫，老胡说：“那当然是‘夜明砂’——蝙蝠的粪了。”牟大夫也说：“那是名贵药材呢，让县收购站的人来吧！”老于说：“西藏这些东西不少，将来都有开发的潜力。”大家深有同感。

前面出现一个山口，两峰对峙，像“哼”“哈”二将，高高站立在苍松翠柏之中，蓝天白云之间，格外雄伟庄严。我拉着老胡让他向远看，他也为这壮观的景色称奇，说："要是专区画家小韩来这里采风，那得美死他了，准能出几幅好作品。这才真叫'巧夺天工'呢。"小冯说："西藏美景处处有，前面牧场更得让你们惊叹，更会让你们陶醉。"我们都相信他的话，这给了我们更大的期待。可惜那个年代彩色照片我们是想也不敢想的，多少美景都没能留下纪念。

果然，当太阳完全升起时，我们穿过那道山口，居高临下，一幅大自然壮观宏伟的画卷立刻在我们眼前展开：一条清澈见底的溪流追着我们从高山上飞奔下来，溅起白色的浪花，向远处冲去，把大片的牧场一分为二，岸边柳树摆动着婀娜多姿的枝条，像一群仙女在水边轻歌曼舞，倒映在水中郁郁葱葱。柳树是春天的使者，无论是在雪域高原，还是在家乡北京，它们都是我的最爱：爱它们可以到处生根发芽；爱它们最早给我们送来绿色，而最后，才在深秋脱去绿装；爱它们的柔美，爱它们的坚韧。今天它们越发给这片开阔的草原增添了更多妩媚。溪流奔到草原，放缓了脚步，拓宽了河床，也许它也像我们一样，被这些嫩柳，被这片草场，被这无数的，像珍珠撒满了草原的牛羊所吸引，而不愿匆匆离去。我从来没见过这么多羊，更没见过这么多牦牛。有黑色、白色和棕色的牦牛，个大体壮看似凶猛，而实际上却是极温顺的。看着它们悠闲自得地在绿色地毯般的草地上漫步，寻找、啃噬着嫩草，格外心满意足。河水向远处流去，去汇合远处雪山融化的雪水，形成更大的河流向最终的目的地——大海奔去。远处的雪山，在阳光下披着金色的光辉，为这片牧场形成了一道半圆形的天然屏障，才得以使这里的水美、草肥、牛羊更壮。

来到牧场，据小冯说，这里的牧民都是有经验的老把式。这里的“伯姆”（姑娘）“阿加拉”（妇女），个个都是挤奶、制作奶酪奶碴、酥油的高手。正如小冯说的一样，看她们个个都红光满面，身体强壮。

更有牧场特色的是为我们献上的不是青稞酒和酥油茶，而是吃一口永远忘不了的美味——适口的牦牛奶做成的酸奶。由于奶质特别醇厚，所以制成的酸奶也格外的浓稠香美，稍加点白糖，“味道好极了”。我们几个第一次品尝到这高品质酸奶的人，个个赞不绝口，老胡高兴地说：“吃了西藏这牦牛奶制成的酸奶，回内地那些酸奶都没法入口了。”大家都点头。尤其是牟大夫，特别爱吃。他本来就是快一米九的个头，不戴这副眼镜人家准以为他是运动员呢，个子大胃口也大，一连两大碗都没让他吃够，只是不好意思再吃了。他私底下跟我们俩说：“这要是能带给我老婆尝尝，非馋死她不可。”他的夫人是山南军分区女军医郝医生，一米七的个头，虽然生过一个大儿子了，但身材仍很健美。她也是我们的好朋友，真可惜在这么美的地方，这么欢乐的时刻没能和我们在一起。这时我们两口子真庆幸能时时刻刻相伴相随，品味人生的甘苦，享受生活的多姿多彩。老于他们几个是常年下乡的干部，所以有机会吃到西藏的各种美味，他说的“贝母鸡”“雪猪”早就让我们馋得流口水了，但他们对这么好吃的酸奶也连连点头，赞不绝口。稍加休息，我们便分头开始工作。老于、老刘他们向牧业队长了解今年接羔及牧草的情况，而我们则是送医送药。

能来牧场的人身体都很棒，我们给“阿加拉、伯姆”们留了些感冒药和止痛药。几个孩子热心地一而再、再而三地告诉她们如何吃法“天松节，日巴尼尼”（每天三次，每次两片）；“天西节，日也尼尼”（一天四次，一次两片）等。看着他们一副认真负责的劲头，牟大夫都夸他们，是些可塑之材。一些老人要了些伤湿止痛膏和胶布、凡士林之类的药，好在来时次仁卓嘎准备得充分，对这些离家在牧场的社员来讲，应有尽有，满足了大家的需求。牟大夫带我和老胡为几位长者量了血压，听了心肺，基本上都不错，他们也特别高兴我们对他们这么格外的重视。老胡拍着老队长的胸膛高兴地说：“雅古都，雅古西米西扎都！”（好！非常好！）队长可开心了。本来是不打算留住的，可经不住老队长和社员们的再三挽留，老于拍板，大家还是留了下来。而更令人难忘的是当太阳落山后，点着篝火，听老队长讲“文成公主”的传说，给我们留下了太深刻的印象。

在藏族群众的传颂中，看得出他们对文成公主十分敬爱。说文成公主进藏后，受到吐蕃王朝君主松赞干布的宠爱，松赞干布的尼泊尔王妃十分嫉妒，百般迫害她。文成公主生孩子时，因为是“降生”——文成公主在上面生产，而下面是一间暗室，铺上羊毛，孩子“降生”下来后，被尼泊尔王妃换成一只剥了皮的小狗，并污辱文成公主是妖孽，以此失去了松赞干布的宠爱。至今藏族群众不吃狗肉，不伤害狗，认为那是文成公主的儿子。

失宠又失去儿子的文成公主伤心欲绝，从此便“疯”了，她在西藏到处流浪。她所到之处，不仅留下了她的足迹，更留下了她穿着风格的变化。西藏各地都穿藏装，但没有统一的穿法，可以说一个地儿一个样，正是由于效仿“疯”了以后的文成公主。她在这里毛皮大衣正着穿，这里的人民毛皮大衣就学她正着穿，让毛在里皮在外；她到那个地方毛皮大衣翻过来穿，那里的人民也会像她一样，翻穿毛皮大衣；她走到这里把“左臂”伸出大衣外，这里的人民也会世世代代把“左臂”伸到大衣外；相反，她到那里把“右臂”伸出来,那里的人民从此也是伸出“右臂”穿大衣；而在这县她帽子朝“左”边歪，从此人民都效仿她朝“左”歪戴帽子；而在那个县她又把帽子“朝右”戴，而那里的人民从此也“朝右”歪戴帽子；她在这里把围裙花色朝外，妇女们也会这样带围裙；有时她把围裙花色朝里,那里的妇女也会如此。在河边的柳树下，因为她心里烦乱，不停地用手指转动柳枝，此后西藏的柳树就变成了现在独具特色的曲柳了。这些传说，在藏族群众中流传了多少年多少代，它有多少真实性我们无从考察，但这些故事告诉我们，那位大唐公主得到了藏族群众的爱戴，千百年来藏汉一家亲的关系是铁的事实，谁也不能破坏的。

住了一夜帐篷，和衣而卧，很快就沉沉入睡了。不知道别人如何，我却仿佛穿越了一千多年的时光，追随文成公主走遍了西藏的山山水水。第二天一早，我才把自己的心路回归到现实中，告别了热情的队长和社员们，我们返回公社。小冯留下来不走，他把枪给了老胡，因为说好了要在归途中比赛打野兔子。

回去的路上，背包全都轻了，任务也都完成了，我们这群大人、孩子也全“撒了欢儿”。在老于的统一指挥下，两三个人一组，端着半自动步枪打野兔。每到一座山岗，老于就分配各自的位置、方向，避免误伤。他是老志愿军出身，称得上神枪手，一会儿工夫就连打 4 只野兔。我们两个男孩子跟在他身后捡兔子,高兴劲别提了,好像这么多兔子都是他俩打的,特自豪。我也曾是神枪手,中学时当民兵打靶，也曾获得 10 枪 87 环的好成绩。可打猎是另一回事儿,那是能跑善跳的活物,更何况要爬山,气都喘不匀，没等你瞄上兔子，它早跑没影了，我和老胡跑了一段山路，根本捞不到摸枪的机会。看他那么来劲,也不想夺他所好,还是下山和次仁卓嘎和几个“伯姆”一起烧茶、剥兔子皮吧。

在一处背风向阳、河床较宽的地方，我找到次仁卓嘎和几个“伯姆”。她们有的拾柴，有的烧茶，我和次仁卓嘎一起剥兔皮、开膛清洗。牟大夫不打枪，也跟我们在一起，他“老人家”找了一块向阳的大青石，躺在上头“望天”。我和次仁卓嘎笑他想老婆了,他可一点不否认,说我“饱汉子不知饿汉子饥”，笑得我们差点把死兔子掉到河里。

老胡又一无所获地回来了，看到地上小姜工程师打的 2 只兔子，老于、平措各打了 4 只，老刘远远地也提着 1 只兔子慢慢走下山来，就连自治区办公厅的小李，一路喊着脚痛，磨出“泡”了，也不枉此行的打了 1 只野兔。老胡可是真有点不好意思了，我故意“将”他:“今天这兔子肉你可是吃不上了，多不好意思呀！”我也知道他不是不会打枪，关键是没经验。听我这么一说，他这个自尊心极强的人，脸面挂不住了，没说话，转身背着枪又上山了。没几分钟，“啪、啪”两声枪响，老胡得意洋洋地提着2只兔子下山了，我都替他高兴，总不能说出来打猎，空手而归呀。这2只兔子虽不是最多的，但也算没白来一趟。

晚上，高压锅炖野兔，大家聚餐。喝着青稞酒，唱着歌，聊着这些天的感受，几天的疲劳消失得无影无踪。

自那次牧场之行后，我们还真约来了画家小韩和牟大夫又去了一次。趁老胡打猎、牟大夫“望天”看乌鸦打架的功夫，小韩几张“崇山峻岭”的素描也画得有声有色。后来他考上中央美术学院的研究生，毕业后当过美院附中的校长，现在美院院办工作。西藏的山山水水为他的美术创作注入了艺术的魂与灵，这点他自己深有感触。

我和次仁卓嘎更注重加强营养。在后来去牧场的路上，除了挖野菜，我们又挖到不少小“人参果”——蕨麻，煮涂粑吃，为我们单一贫乏的食品增加了不少营养。

六月大雪

在列麦巡诊时，参加劳动的机会很多，基本上到哪个队，就和哪个队的社员们一起干活。当烧茶的阿妈拉一通“加通粑萨秀”（快来喝茶吃糌粑了），我们就和社员一起向茶水锅走去，我们就是利用喝茶吃糌粑的时间看病，发药。我们最喜欢去的是青年突击队，尽管那里山高路远，但那里有一群生龙活虎的青年人，和他们在一起开荒造田，特有成就感，休息时他们又唱又跳从不感到疲劳。

6月初，我们又上了“革命坝”，和突击队员一起劳动，背石头，垒梯田。本来好好的天气，突然阴了下来，接着鹅毛大雪纷纷下了起来。要在其他队里，社员们就该收工了，可这是突击队，大家正干得热火朝天。我还跟老胡开玩笑：“这可真是六月雪呀，不知谁是窦娥。”他可没我这么乐观，望着天，望着越来越大的雪，不安地说：“这路太滑，推车运石头真要加小心呀！”他这话音还没落，就听到远处一声巨响，人流很快向那里跑去，直觉告诉我们出事了。老胡不容分说也跑了过去，我和孩子们先去地头取了药箱，也追了过去。（次仁卓嘎七八个月身孕，我们不许她出诊，而是留在卫生院）等我们跑到跟前，只见三队一个“伯姆”（姑娘）脸色煞白地倒在一条沟里，头和脸上都是血。她的推车砸在她一条腿上，碎石纷纷散落在她周围，估计脸上、头上、手上的伤都是被这乱石砸伤。老胡和几个小伙子正在忙着把沉重的推车从她腿上抬起来。我很快下到沟里，找到一个合适的位置，蹲下身为她检查伤腿。掀开藏裙，发现小腿骨有明显开放性骨折，伤口的血不停地向外冒。我忙让孩子递过一根止血带，扎上后血明显止住，再用消毒纱布、绷带简单包扎住伤口。检查大腿，发现大腿股骨中段也有骨折。我让老胡把铁铲去掉头，没有大的三角巾，就把围巾取了下来，给她的伤腿做了“固定”。老胡向赶过来的突击队长格桑交代了伤情：“伯姆拉是开放性多发性骨折，伤势危重，必须送医院！”我说：“估计要送专区医院，但可以先到县医院做进一步处理，再转送专区更保险。”因为我了解县医院的条件设备有限，为了这个年轻女孩子的长远考虑，不落下残疾，专区医院是肯定能胜任的。为了不致失血过多，时间就是生命。突击队长就是接我们到列麦的小伙子，当即决定用拖拉机先送伤员到县医院，做伤口清创处理后，用县医院救护车再转送专区医院。因为是外伤，我送姑娘理由充足，可老胡不放心我这一路奔波，最后还是队长拍板让老胡去，他身大力不亏，将伤员抱上抱下不太费力，何况到专区要七八个小时山路，我去则终归体力有限。我只好同意，等拖拉机开来之前，我一边安慰伤员，一边把伤员头上、脸上、手上的伤口一一检查、包扎好，看来都是擦伤，没有再发现骨折，腹部松软，无外伤、压伤及明显痛点，我和老胡一一交代清楚，嘱咐他注意止血带和出血情况。

因为同在一个工地，拖拉机很快开了过来，大家齐心协力把伤员搬上车。老胡跳上去，让脸色苍白的“伯姆”的头靠在他腿上，队长给伤员盖上一件皮大衣。老胡简单交代了几个老病号的治疗情况，让我抓紧时间给县医院打个电话，请他们早做准备，尤其是救护车早点到位。队长开动拖拉机，压着白雪，在大家不安的目光中渐渐远去，我忙叫来我们的家住三队的学生，一个“布”（男孩），让他赶回去通知伤员的家人，尽快赶到专区医院，老胡会在那等他们到了之后再返回。此时已近正午，他赶回三队也要到下午3点以后了，何况下雪路滑，嘱咐他千万小心，今天不用赶回卫生院了，明天我要去六队为骨结核的病人换药，让他直接去六队等我。孩子懂事地点点头，转身就跑，瘦小的身影在风雪中更显得单薄，他是我们学生中年纪最小的一个，今年才12岁。但藏族孩子特别有韧性，能吃苦耐劳，和他们共同生活这么久，我早有体会，相信他会把信带到。我带着其他几个孩子涉险走山路，争取尽快地赶回公社给县医院打了电话，老胡他们从“革命坝”到公社再转到县医院要用五六个小时。

难舍列麦

老胡一走几天一点消息也没有，我们每天按部就班地做着日常工作，嘴上没说什么，但心里十分惦念。伤员的家属出事第二天一早起程，也不知道他们这些从没出过远门的人，搭什么车，什么时间才能赶到泽当的专区医院。那是他们一生从未踏足的地方，真难为这一家人了。

次仁卓嘎看出我有心事，常安慰我放宽心。说是这么说，但没有他们一点消息，这心总也放不下。看着次仁卓嘎的肚子，知道预产期快到了。晚上我给她做了产前检查，胎位、胎心都很好，但还没入盆，怕是还得几天，她说预产期估计就是这个月底。我告诉她,包在我身上了，保证让她母子平安！她常给社员接生，到列麦后，我们也一起为产妇接生过，一般经产妇我都让她上手，也挺麻利，后来她肚子大了，干接生不方便了，她还主动和我一起去，打个下手。这女孩子挺乐观，到目前男方一次也没来过，我也催她找找那个司机，可她说："他心里有我，不用找，要是没我找也没用。"她真想得开。我知道每每看到我和老胡相亲相爱地在一起，她心里一定很难受。可这姑娘从不表现出来，把心思全放在工作上了。

这天晚上，次仁卓嘎的"涂粑"刚开锅，香气扑鼻。我把刚烙得的驴油饼切好装在盘里，又炒了个"小野葱炒鸡蛋"，准备烙饼卷鸡蛋美美吃上一顿。忽听一阵马蹄声，次仁卓嘎叫了一声"格拉"（老师），并用手指指门外，我立刻反应过来了，三步并作两步跑出门外。只见老胡风尘仆仆，正翻身下马，一见我笑得眼睛都眯起来了。两个特有的大酒窝又露出来了，高兴地问："你怎么知道我回来了？"

我故意开他的玩笑说："我们做这么香的晚饭，你闻到香味'厥古厥古'（快快地）跑回来啦！"说着次仁卓嘎也走了出来："胡老师，快进屋吃饭吧！"

老胡几步就跨进屋，嘴里不住地喊："真香！真香！我早饿得前胸贴后心了"，然后冲次仁卓嘎说："你说西藏的马还有怪脾气，从县里借的这匹马，一看天黑说什么也不走，差不多是我把它拉回来的，哪是我骑它呀，简直就是它骑我！"我们全乐了。次仁卓嘎递上一块热毛巾笑着说："哪儿的马都一样，天一黑就不愿离家，何况又是生人，赶上这拧脾气的真没办法，只好认倒霉。"老胡忙说："县医院一直留我明天白天走，可我哪待得住呀？

心里急呀，有好多事要跟你们说，非赶回来不可。”洗过脸，次仁卓嘎把“涂粑”已端过来，老胡也不怕烫，呼噜噜先是一碗下肚了，这才腾出嘴来跟我们说话：

“三队受伤的‘伯姆’（姑娘），在县医院做了清创之后，拍了几张片子，和我们诊断一致，连夜用救护车送到专区医院。到医院就是急诊手术，刘主任、任大夫、强巴单增大夫三位外科‘大拿’全上台了，估计腿保住是‘没得问题’”。一高兴还带出几句四川话，在西藏的汉族人中，四川人最多，很多藏族群众学汉话，都带“麻辣”味、川味。听他一席话，这么乐观，我和次仁卓嘎相视一笑，悬了几天的心也放下了。老胡接茬说：“亏得处理及时，在县医院就吊上瓶子了，抗生素就用上了，一直给她提着吊瓶到专区的。”次仁卓嘎说：“伯姆才十七八岁，保住腿就是保住了她后半生呀。”我们都有同感。

我们边吃边说，这么香的饭，也没有老胡带回的消息更让人意想不到，老胡说：“院里领导让咱们撤回去呢，6 月底回医院报到。”

我纳闷地问：“这么快？”想想我们到列麦还不到 10 个月，离 1 年还有段时间呢，真舍不得走。我这人一向快人快语，没等老胡这口大饼卷鸡蛋咽进去，马上又接着问：“能不能拖一拖？”说着拍拍次仁卓嘎的大肚子，老胡和次仁卓嘎都明白我的心意，老胡喝了口涂粑说：“别人晚回去两天都可以，只有你必须早回去。”

“为什么？”我很是不理解，一脸疑惑地问他。老胡故意让我着急，不紧不慢地说：“地区组织部要找你谈话呢！”

“什么？找我谈话，又是什么事呀！”我听了一时还怪紧张的。

“是好事，但具体我也不太清楚，‘四人帮’打倒了，很可能是你父母彻底平反了。回去就知道了。”

我想想有这可能，心里别提多高兴了。“文革”十年，我父母被批斗，被打成“牛鬼蛇神”，吃尽了苦，受够了罪，我们原来引以为豪的“革命干部”家庭，抄家就有十几次。对于从小参加革命，为人民打下江山，付出大半生的他们是多么不公平？如果他们能彻底平反，重新为党和人民工作，对他们的后半生、对于我们这些子女是何等重要呀！

给老胡烧水洗澡，我们早早睡下了，都说“久别胜似新婚”，老胡尽管才离开四五天，但他的归来带给我的喜悦是无以言表的。我们这一夜比新婚还令人激动，我们的女儿可以肯定就是在这天怀上的。

第二天，我们做了计划，到各队再巡诊一次，算是和各队社员告个别。抽时间还和老于及几个大学生在公社搞了个欢送会。于队长分别为我俩写了鉴定。当时的年代，这是十分重要的。这一拖就是十天。眼看就要到我们离开的时候了，心里有多少不舍，舍不得跟我们这么久的孩子们，舍不得我们为之付出了多少心血的卫生院，舍不得列麦的山山水水，和那些亲切、质朴的社员。更让我不放心的是次仁卓嘎的孩子，已经“入盆了”还“赖”在她肚子里不肯出来。我答应为她接生，说了那么久，可真的快要生了，我又必须走。牟大夫和医疗队的其他同志都纷纷回到县里，他来过几次电话催促我们，看来是非走不可了。

临行时，我不放心，让次仁卓嘎和我一起去县里，在县医院条件好一些。次仁卓嘎没同意，她笑了笑，说自己能处理好。好在索朗央宗也胸有成竹地说："格拉（老师）放心，阿加次仁卓嘎能行，我和旺姆（我的另一个女学生）一定会照顾好阿加次仁卓嘎的。"我知道这两个"伯姆"接生顺产是没有问题的，这段时间跟我接生了几次，我有意让她们上手去接生，因为这在缺医少药的地方是最常见的工作。可次仁卓嘎是第一胎，生起来难度比经产妇要大，看着她们一脸的认真，我还是把初产妇的接生注意事项唠唠叨叨地说了一遍，才依依不舍地上了拖拉机，向隆子县奔去。

谁知刚到县城第二天，就接到索朗央宗的电话，说次仁卓嘎昨天夜里挺顺利地生下一个漂亮的"伯姆"，看来这孩子真是与我无缘，我这个"教母"也当不上了。以后由于路途遥远，主要是交通不便，我们再也没机会回到列麦公社。几年后，索朗书记因患结核病在我们医院住院，索朗央宗来照顾父亲，介绍了列麦的情况：我们的几个学生全上了县高中，准备上大学，这让我和老胡很是欣慰。

在县医院总结工作就是几天，我们向县医院交还借用的器械，药品也花了一天时间对账。一晃五六天过去了，这在西藏慢节奏的生活中一点也不奇怪。真到要回专区了，又没有车。我们专区医院的车去拉萨送病人了，而县医院的车也下到边远牧区接病人了，一等再等，两边都没有车来。看来最近一两天是没有指望了。但对我来讲，却有个天大的惊喜。我告诉老胡，这个月的月经没有来，过了三四天了，对这事，我一向非常准时，所以凭我的直觉告诉我，我怀孕了。老胡高兴得喜上眉梢，像个孩子一样手舞足蹈。我知道他特想要孩子，老让我“给”他一个“儿子”，他一心想当爸爸。老说回到北京，一手托着个胖儿子，走在大街上多自豪呀！进藏一年多了，我们天天生活在一起，可就是没动静，私下里他开玩笑地说我是“不下蛋的母鸡”。给我 3 年时间，生不出孩子就“休”了我。这当然是玩笑话，但总表示他盼子心切。这下有点“苗头”了，他能不乐吗？尤其是在列麦怀上了我们的孩子，也挺值得纪念的。我们对谁也没讲，但牟大夫私下问老胡：“林大夫是不是怀孕了？”老胡挺吃惊地说：“你从哪儿看出来了？”牟大夫说：“我只是觉得她人好像比过去丰满点了，有点女人味了。”老胡私下跟我说：“我都没看出你有什么变化，牟大夫却能看出来，姜还是老的辣呀！”

又等了 3 天，我们俩倒是无所谓，在县招待所住着，有吃有喝。但牟大夫归心似箭，最后我们决定搭一辆大卡车回山南，这下我们可没有来时那么悠哉游哉了。所有 6 个医疗队员，连行李带人全上了一辆“大解放”的后斗里，虽说已经 7 月初了，但车开起来还挺冷，因为海拔高风又大，所以我们每人都裹在大衣里。这种待遇，在西藏是常有的事，赶上什么就是什么，一点没商量。

随着车子一路往上爬，天气也越来越糟糕，乌云沉沉，时不时还飘点小雪花。更不幸的是，车子开到海拔四千多米的亚堆山山顶，竟然熄火了。司机忙下来修车，这一修就是几个小时。阴沉沉的天下着冰碴儿，开始我们蜷缩在大衣里，但是越来越冷，尤其是脚冷、腿冷。没办法，大家纷纷下车在周围溜达，当时我就感到憋气，这是我在西藏这么久很少有的感觉。我悄悄告诉老胡，他和我一样担心，真怕这种恶劣的环境，会对腹中胎儿不利。

果然不错，我们半夜赶到专区医院后，我就发起高烧。心里真懊丧极了，进藏这么久，下乡这么久，我一次也没生过病，可刚刚怀了孕，就发热、感冒，不得不输液。除了大剂量青霉素，妇产科大夫还给我用上了黄体酮安胎。因为我毕竟29岁了，怀上这个孩子挺不容易，万一有个闪失太可惜。照妇产科大夫的话这叫“胎儿宝贵”，多加小心为妙。

争取进修

牟大夫和几位援藏医疗队的大姐知道我怀孕后，都劝我回内地，越早对孩子越好。但按在藏汉族干部一年半有3个月回内地休假的规定，我们的假期还不到。牟大夫劝我回北医进修，只有以进修为借口，才有机会尽早离藏，且多在北京待一段时间，生了孩子再回来，对我和孩子都有好处。

我和院领导谈了有关进修的想法，当时院里一直想成立病理科。作为一家专区综合医院，没有病理科，对临床工作的深入开展起到了制约作用，手术切下来的标本良、恶性的诊断，西藏尸体解剖机会很多，这将对临床的诊断水平会有很大的提高。西藏是胃癌高发区，开展胃镜工作势在必行，可没有病理诊断配合，也是有欠缺的，所以胃镜工作也迟迟不能开展。为此，院领导认为，如果我回北医进修病理，并有能力回来自己创建一个病理科，开展院里的病理诊断、尸体解剖等一系列工作，那就马上批准我回内地进修。但他们对我能否“挑这个大梁”打了大大的问号。了解我的人知道我一向做事敢作敢为，我当即跟领导们拍板，保证进修一年回来，为山南专区人民医院建立一个病理科，并努力开展工作。医院的顾虑也是可以理解的，过去曾派去内地学习进修病理的人，回来没有一个真的把这工作做起来的，但这事既然由我承担下来，再难我也会完成的。

回北京进修、生孩子的事就这样定下来了。接下来我着手与北医病理教研室廖松林老师联系，他是带过我的老师，比较了解我。在等他的消息期间，我去了地委组织部，部长告诉我，我的父母彻底得到平反，我档案中有关他们的一些“文革”中的垃圾，组织部全部撤出去了，组织上希望我从今以后能轻装上阵，安心工作。和我跟老胡预期的一样，党中央的播乱反正，让一大批“文革”中蒙受不白之冤的老干部得到解放，重新回到工作岗位。我和我的父母、我的全家都沐浴到这股清新的风，对国家的未来、自己的前途都充满希望。

我心里愉快，而且知道自己身负重任——为专区医院建立一个病理科，为老胡生一个健康的孩子，哪件事都不能有半点马虎。开始有早孕反应了，可西藏现实条件有限，我好想吃橘子罐头，老胡骑车 20 里路，找牟大夫的夫人郝医生想法子从军分区医院弄到一罐军用橘子罐头，高高兴兴拿回来给我吃，可只吃了两口，就吃不下了。记得卫生局长刚下飞机，他 5 岁的儿子手里拿了个“圆根”（像小白萝卜一样的蔬菜），孩子已经咬了一口了，老胡连哄带骗地拿了块糖给换下来了，拿来给我吃，看着我高高兴兴吃了下去，解了馋，他比我还乐呵。机场运来了内地黄瓜，再贵他也给我买了一箱，每天用黄瓜炒鸡蛋给我加强营养。专区供销社进了一批“皮蛋”，他也是一下子买一箱，记得我一下子吃了 8 个，用醋、酱油、香油、生姜和白糖一拌，再好吃不过了。现在想想，会不会铅中毒呀！可那会儿，什么吃的都没有，哪顾得上这些呀！

真到要走时，老胡依依不舍，他不仅不能陪我回去，还必须把他的假期推后，以便能赶上我“生产”的日子，才能多一点时间照顾我和孩子。对他我也割舍不下，他生活自理能力特差，从小被他妈妈、爸爸和大哥宠惯了，我这一走就是一年，他的日子不知怎么过呢。好在有很多好同事、好同学，他嘴馋，就到别人家去“打游击”吧。大家都劝我一百个放心，老胡人缘好，亏不了他。

我和老胡婚后第一次长时间的分离，飞机带着我离开西藏，但我的心却沉甸甸的。对未来工作的责任，对未来孩子健康的责任，更有对老胡的离别之痛。

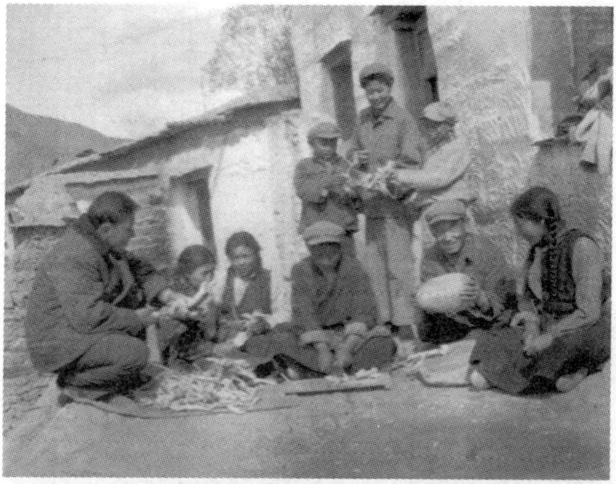

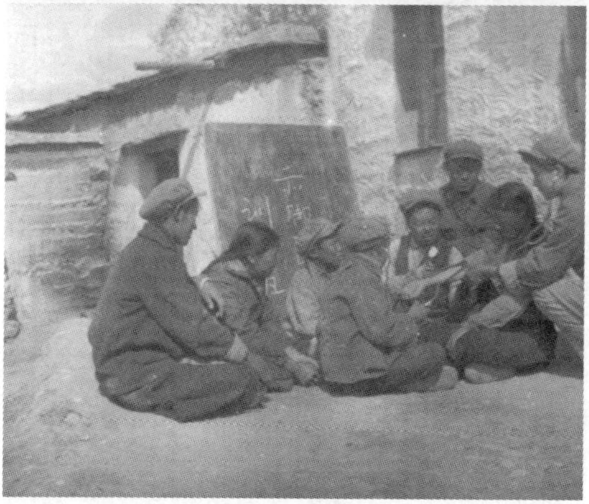

授课（后面就是我们的卫生院）

第四章　回北京的一年

进修病理

虽然是北医医疗系的毕业生，在基础课期间，病理课也上过不少学时，但对于这个深奥的领域，也只不过知道些皮毛，尤其还有让人望而生畏的人体解剖。记得北医的一次病理解剖课给我留下了终生难忘的印象。也许在冥冥之中，正是由于这个难以忘却的记忆，才引导我再次踏进病理教研室的大门。那次课，一边解剖一边讲课的是一位中年女教师——席老师，别看她那么瘦小的身材，弱不禁风，但做起解剖来，既麻利、又干净，而且边讲边做，头头是道。我那时真是打心眼里佩服这位女教师，一个弱小女子，这么有学问、有魄力，无形之中在我的心里竖起了与她外表极为相反的高大形象。没想到毕业一年后，自己也要搞病理工作。也许她在我心里的印象太深刻了，这个形象给了我极大的力量和勇气，让我敢于承担起这个让很多人望而却步的病理工作。

在北医进修，受到了老师们的热情帮助，虽然病理进修班已开课1个多月了，我插班进来，既要补上落下的课程，又要及时把每天的新课搞明白，因此从一进病理科的“门”，就特别紧张。不可能每天回八大处军区大院父母的家，只有住人民大学婆婆家，这样，每天骑车上下班比较方便，周六、日才能回家看看父母。学习压力很大，但既然来了，就要下决心学好。因为今后我要独立完成专区医院病理科的全部工作，我不仅要学习常规的病理诊断、解剖技术，还要把病理科切片、染色等技术室的操作全部学会。同时对创建一个病理科所需要的基本材料、设备、染色试剂，乃至大大小小的标本缸，也得知其一知其二。今后我将单枪匹马地开展工作，既能胜任技术员制片的工作，又要担任诊断医师的工作。没有高质量的切片、染色技术，就不可能有正确的诊断。因此我只有狠下心，一头钻进去，兢兢业业、踏踏实实地学习、学习、再学习。

廖松林老师已是这方面的教授，因为在上基础课时他就是带我的老师，在这一年的进修中，他不仅在专业知识上指导帮助我，并对我今后开展工作提出过很多建设性意见，同时在做人的道理上，也给予我很大的启发和帮助，使我终生受益。在后来的工作中，也常能给我以最及时、最有力的帮助，使我从对“病理”这门科学懵懵懂懂的状态，到慢慢摸清了大门，能深入进去探索、并从中获得收获。

开始我是和病理进修班的同学一起听课，看病理切片。但他们结业后，我主要是看教研组的片子，有示教片，有北医三院的临床病理诊断的资料片子，每天抱着显微镜，看得眼睛酸痛，还是觉得自己怎么什么也不会，心里总感到火急火燎。幸好几个年龄比我大的同学像老大姐一样开导我、帮助我，才让我的心踏实下来，才慢慢入了门。

怀孕的前 5 个月，一般人都看不出来。老师们都知道我在学校能跑，我离校一年了，体育教研室还挂着我在北医体育比赛中跑步“撞线”时的照片，飒爽英姿。过去的身材可以用健美来形容，高矮胖瘦适中，可现在不一样了，在学校遇到过去的老师，还劝我每天早上到操场上跑几圈，别发福了。到了怀孕6个月后，身体就显形了，这些老师见了直跟我道歉，他们没想到我是怀孕了，可能在老师的眼中，我们永远是学生而不是女人。

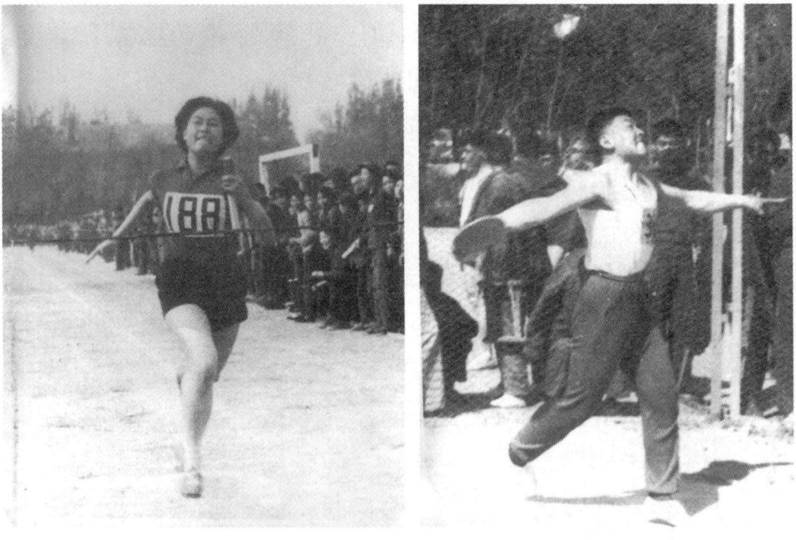

总想争第一的林珊和铁饼冠军胡廷瑞

（这两张照片是我在北医进修时从体育教研室的宣传栏里摘下的）

肚子大了，全家人一致反对我再骑车上班，怕我出点危险，我只好改乘公共汽车。但挤车之苦，让怀孕的人太有感触了，为了避开上下班高峰，又不耽误学习，我经常早上6点就出“人大”的校门，晚上8点才到家，三顿饭全在北医食堂吃，每天自己带点水果、小点心加个餐。

记得有一次起得晚了，赶时间挤上一辆满满的公交车，为了保护自己，我有意识地躲在一个角落，当我看到几个和我争抢座位的年轻人，得意地坐在那，还用手指指点点我的大肚子时，眼泪不争气地一下子涌了出来，真像受了莫大委屈。那时，我多希望老胡能在我身边，他身大力不亏，靠着他强壮的身体，我哪会受这个委屈？可惜呀，他远在西藏一时半会儿还不能回来。

这段时间，我和老胡书信不断，每隔三四天准能收到一封厚厚的航空信，在西藏发一封平信至少也得一个来月,而航空信也要一周才能收到。家里人常拿我们开心，说我们比人家刚谈恋爱的人信还多。两口子要说的其实更多，结婚一年多分开，双方都有多少牵挂。他怕我学习太紧张影响身体，每天上下班挤车别伤了胎儿。而我想着他一人留在西藏，工作顺利吗？吃得怎样？家里收拾了没有？脏衣服是否勤洗？菜地种了没有……这种怀念、牵肠挂肚，只有收到各自写来的信，心里才能得到安慰。尤其是相互的思恋，让人心里甜蜜蜜的，可感觉中，仍有一丝“苦”的味道。

说到信，不能不提到另一封信。同学陈明，在学校期间，一直把我当成老大姐，无话不谈，而且我们都是“田径队”的，常在一起训练，兴趣性格很合得来。毕业后他回云南，我去西藏，也难得有书信来往，不知听哪个同学说我回北医进修病理，就给我来了封信，表示关心和问候，同时真诚地感谢在大学期间对他的关心和帮助。

尤其是他在受了处分后，思想压力很大，我和同学刘爱民对他特别关心，鼓励他振作精神，以至于他现在能有很好的精神状态，工作也不错。对于他的信，其实我挺意外的，但对他的真诚我真的很感动。由于刚开始进修，一切都没理出个头绪，所以我没有及时给他回信，总推托有空再说。可谁知道只过了个把月，听来病理科看我的同学小宁子说，陈明去世了！死于急性白血病。我简直不能相信，那么健壮、朝气勃勃的年轻人，曾经是全国少年足球队的成员，怎么会得白血病？听说他是正准备结婚时发病的，而且是在北医人民医院离世的，就在北京，而我竟一点不知道，何况那封没有回的信？弥留之际的陈明，一定会怪我这位老大姐太无情了。为此我给陈明写了一封长长的信，以此寄托我的哀思，我把这封信写好后，恭恭敬敬地装入信封，在月圆之夜给烧掉了。如果陈明在天有灵，也许能有些许安慰吧。

怀孕期间，一直都很正常，就是吃得多，人也胖了不少。北医三院妇产科的老师，很多都带过我们实习，有她们的关照，可以说为我们母子“保驾护航”起到很重要的作用。这一切也让远在西藏的老胡很欣慰、很放心。

每周回家，父母总是关心备至。在我家照顾父母的四姑，是6个孩子的母亲，自己又亲手带大了6个孙子，对“育儿经”可谓经验十足。她总让我多吃水果，多吃核桃，说将来孩子水灵灵的，头发乌黑。还把一小碗桂圆每天随着蒸米饭时蒸一遍，说等我生产时吃了有力气。

记得那年中秋节到了，我赶回军区大院家里过节，特意买了十来个大红柿子。本来背着书和笔记本，坐公交车往家赶，对于孕妇来讲，手里的东西是沉了点，更让人料想不到的是坐347路到八大处下车时，一个七八岁的毛头小孩为抢座冲上车，把我前面一位下车顾客手中的搪瓷脸盆碰掉了。他人下去了，脸盆掉在车踏板上，此时我双手提着东西，脚已经迈了出去，一下踩在脸盆上，因为手没扶把手，连人带盆就摔下了汽车。柿子、书本撒了一地，我也躺在地上动不了了。而汽车司机和售票员竟视而不见，开车就跑。一位等车的军人，年纪比我父母还大，一点点帮我捡起东西，扶我一瘸一拐地走到大院门口传达室。我满脸是泪，痛得说不出话来，门卫问清了我住的楼号，为我叫了辆车送我回家。我疼得顾不上谢谢人家。等司机送我到楼下，问我能不能上楼，我看人家小伙子也挺为难，我一个大肚子，人家背也不是，抱也不是。我没好意思再让他扶我上楼，自己一手提东西，一手揪住楼梯扶手，咬着牙一步一停慢慢爬上四楼。

正在准备过节食品的妈妈一开门，见我浑身是土，泪流满面，吓了一跳，赶忙接过我手里的东西，扶我进屋。四姑第一个反应就是摸我的肚子，问我摔哪儿了，伤了孩子没有？我顾不上说话，一头倒在沙发上，抬起脚，妈妈这才看见我的脚踝又青又肿，忙打电话把医生请来，我自己知道没骨折，否则我再能忍，也走不上四楼来。只是扭伤了软组织，找点冰敷一下。医生来了，看我处理得挺好，为我听听胎心，问题不大，开了几天假，让我好好休息。留下一些红花油、膏药之类，他也说怀孕期间药要少吃，就是这些外用药也要慎重。

老胡在信中知道这事，急得火上房，恨不能马上飞回北京，其实我告诉他这“悲剧”时，已经上班了。他正式休假是在11月，而孩子的预产期在2月底3月初，他只有3个月假，如果他现在回来，等不到孩子出生就要返藏。解决矛盾的唯一办法就是——推迟休假。

老胡最终拖到12月休假，那时又是在藏的汉族干部休假高峰，谁都计划回家过新年、春节，一票难求。去成都的飞机每天一班，波音747，能装多少人？而返家的人又何止千人万人？他等得心焦，一咬牙，一跺脚，决定坐汽车回内地。大冬天，冰天雪地的“川藏线”是最难走的。我们进藏之所以选“青藏线”，就是宁肯绕远也不冒险。而“川藏线”，坐在飞机上就能看到横断山脉道道山梁，奇峰险岭，何况又是冬天，冰雪路滑，十分危险。他怕我担心，没敢告诉我，而是悄悄动身了。

他于12月10日，坐上川藏公路的大巴车，当他历尽艰险，终于到了成都，才来信讲述了一路的惊险：

千难万难，最险的一次发生在二郎山顶，当时下着大雪，汽车向山顶爬坡，由于山路太陡，又特别滑，车子开不上去了，接着就一个劲往后倒，司机都吓得“啊”的一声叫起来。全车人都吓坏了，很多人都站了起来，但车上超载，坐满了人，过道里全堆满了行李，想动也动弹不得。下滑的汽车眼看就滑到了山崖边，突然“咔”的一下停住了，司机忙打开车门，大家纷纷以最快的速度下了车，只见离山崖半米远的地方，一块拳头大的石头，冻在坚实的冰里，卡住了汽车后面的轱辘，顶住了下滑的车轮，救了一车人的性命。汽车的后轮距离山崖边也就一尺多远，下面就是深不见底的万丈深渊，想想真让人后怕！后来这车是大家推上了山顶，车上有一位大爷，出拉萨时他话最多，总是侃侃而谈，而发生这事以后，他竟吓得说不出话了，一直等车开进成都，他才缓上这口气，又能说话了。

老胡在成都，还是不能马上返京，因为假期是从到京那天算起，不算路途上的时间，他先在峨眉电影制片厂我堂哥那儿住了一段时间，又去“绵阳血研所”的同学（刘爱民、牛福娥）那里住了几天，过了新年，然后返回成都，直拖到春节前才回到北京。

我离开西藏时，怀孕才一两个月，身体变化不大，可此时我已是大腹便便了。照我弟弟的话,我往门口一站，谁也别想过去，真是“一夫当关，万夫莫开”。老胡见到我有些吃惊，和原来身材挺拔、苗条的我相比，完全走了样，最重时达到 78kg（156 斤）！他悄悄在我耳边说：“你怎么能变成这样？”我也悄悄回答他：“这还不是你的‘功劳’？”我们的私房话，被妈妈听见了，忙说：“我们部队发的最大号棉裤都穿不下，将来的‘小胡廷瑞’看来得比你出生时还重，”老胡出生时足足 8 斤重呢。

1978 年的春节是我们结婚两周年，不但我们又回到北京与家人团聚，而且还怀上了宝宝。不仅我们自己陶醉在幸福之中，家里也是一团喜气洋洋。老胡是第一次与我父母相处这么长时间，我爸爸总说他长得像日本首相田中角荣，妈妈说他比毕业时更成熟了。由于从西藏那么艰苦的环境中回来，他比在学校时瘦了三十多斤，但人更显结实了。本来就是满脸大胡子的人，让人觉得“老”，在学校谁都叫他“老胡”，因此很长一段时间，我一直以为他比我大，后来交往一段时间了，才知道他比我还小两岁。我说我“眼拙”，他乐呵呵地说，在北医三院中医科实习时，带我们的老师特显年轻，病人常以为他是“老大夫”，找他看病的人挺多。他推托这些病人，让他们去找“老师”，但病人很多不信，弄得挺尴尬。现在他胡子更重了，我给他设计了长鬓角，配上浓眉大眼，带个“贝雷帽”，穿着爸爸从苏联带回的黑皮短大衣，更增加了男子汉的风度。我们西藏山南人说他长得像“瓦尔特”，爱开玩笑的同学干脆叫他“苏修特务”，也是因为他皮肤白、眼睛黄的原因，有点像“外国人”。我在家的地位照父母的老战友评价，是家里的“一枝花”。春节期间，我们去给这些看着我长大的叔叔、阿姨拜年，大家都夸奖他，可以说“受到一致好评”。这不能不让我引以为自豪。

春节一过，他每天陪我去北医，我去病理教研室，他钻图书馆。中午一起去食堂午餐，晚上一起回“人大”他们家。有他在身边，我坐车舒服多了，他总能给我找到座位，让我安全到家。有一次我们从八大处军区大院回人民大学，在动物园 332 路车站排队等车，为了能等个座位，头一趟车我们没有上，让别人先上，等这趟车开走后，我们就“荣幸”地站在第一个。谁知下趟车刚一进站，一个背双肩包的小伙子，根本没排队，不知从哪儿跑来，把我推到一边，抢着第一个窜上车，仗着他年轻个大，不把别人放在眼里。老胡一看就来气，先把我扶上车，安排我坐下，没等我回过神来他过去就揪住那小伙子衣领当胸给了他一拳，嘴里还嚷着：“你缺德不缺德，跟孕妇抢座位。”那小伙子刚想还手，看看老胡，看看我，举起的拳头又放下了。这时后面上车的乘客“群起而攻之”，这个说他不排队，那个骂他不讲公德，以至于他实在没脸待下去了，灰溜溜地下车走了。我当时真怕他们会打起来，老胡后来也跟我说，他看那么壮的小伙子推搡我，上去就是一拳真是出于“本能”对我的保护，打人也是头一回。那小伙没敢回手，一是理亏，二是老胡这么壮，他也不得不掂量掂量。

痛苦分娩

孩子过了预产期仍没动静，北医三院妇产科的老师考虑我年龄大，快 30 岁了，怀孕到最后我的血糖也有点高，建议我住院“引产”。于是我 3 月 1 日住进北医三院妇产科，老胡知道我爱吃奶油蛋糕，特意去“老莫”（莫斯科餐厅）买了个“树根”蛋糕，用盒子包装得很好，只等我“生产”后为我“庆功”。可住院连打两天缩宫素（催产素），仍没动静，大家都说这一定是个女孩，“懒”得出来。第三天加大缩宫素用量，夜里开始出现宫缩，几分钟一阵，疼得我躺也不是，坐也不是，又住在大病房，害怕影响了别人休息，就自己围着病床转圈，走过来、走过去在地上转了一夜。第二天早上一检查，宫口才开了“一指尖”，离十指开全还差得远。当天是周六，老师怕夜里或周日只有值班大夫，万一要做剖宫产也麻烦，所以提前给我做了“人工破水”。

破水后，胎儿自然转位不好，呈“枕后位”，脸朝上，所以更麻烦，但胎心很好，我的宫缩也有力，老师说有希望借助我自己的宫缩，慢慢把胎位转过来。当时对做“剖宫产”我自己也有顾虑，还得回西藏，能不手术最好。到下午 4 点，宫口才慢慢开全。上了产床，眼看旁边的产妇一个个顺利生了宝宝，又换上一批，只有我在痛苦中煎熬。两三分钟一阵宫缩，但胎位仍没转正，我真觉得快撑不住了。这时妈妈特意从八大处军区大院赶到北医三院来看我，老师特别照顾，让她进到产房门口，看到我如此痛苦，妈妈给我鼓劲，还嘱咐我别喊别叫。老师告诉妈妈，林珊从来到现在没哼过一声，因为我给别人接生过，知道产妇越喊叫，不仅消耗体力，对医生的工作也影响很大。妈妈留下了四姑做好的“桂圆肉”，对于疲劳已极的我如同“雪中送炭”，吃下以后宫缩两分钟一阵更有力了。直到晚上 8 点，胎位才转了过来。老师让我加把劲，孩子很快就出来了。

有意思的是几位留学的黑人小伙子，应当在产房内实习接生。原来很多是田径队的，都挺熟，实在不好意思让他们看到我副“狼狈”像，老胡拦着他们别进去，在产房门口和他们天南海北地聊天。后来听说我在里面，非常理解，也就去病房、婴儿室帮忙了。

这时外面鞭炮齐鸣，锣鼓喧天，召开“人代会”，全国人民都在欢庆，晚上 8 点 24 分，孩子就在这声声爆竹声中，隆重降生。还不知是男是女，但孩子的名字已经在我心中定了下来：“捷”，捷报频传的“捷”。为了这孩子的名字，老胡和我父母没少查字典，挺好的字前面姓胡就不好听了，实在难起。妈妈开玩笑地说："干脆咱就叫'胡吃''胡闹'吧。"老胡还加了一个"胡侃"。总之出生前名字一直没落实。可此时此刻，外面敲锣打鼓这么热闹，我的第一个念头就定下孩子叫"胡捷"。当老师把3800g（7斤6两）的胖姑娘抱给我看时，喜悦之余不免有些遗憾——是个女儿，今后她也会和我一样，受"女人"这些罪。我看着孩子，因产程较长，额头、眼睛都有充血，哭声也较弱，我当时真有些后悔，费这么大劲，还不如早些做"剖宫产"呢，但没后悔药可吃。老师安慰我，这么大岁数生孩子，没上产钳、吸引器就不错了，这点充血很快就会恢复。

老胡正在产房门口做俯卧撑，可能是急的，自己找点"苦"吃，冲淡他闲急无奈的心情。老师抱着孩子一推门，老胡立刻跳了起来，老师把孩子抱给老胡看，老胡后来给我形容：只见孩子小红脸，还睁一只眼闭一只眼，特别可爱。他看过孩子转身就跑，想赶快回家给父母报信。老师一把拉住他："跑什么跑，老婆还在产床上，赶快去给她弄点吃的东西。"

老胡这才醒过神来，忙去把那块"庆功"的蛋糕拿出来，放了4天早有些干了，但此时的我哪顾得上这些，卸了"包袱"，这肚子一下就空了，这块蛋糕就着开水儿口就吃下了，老胡这才赶快往家赶。

1978年3月4日，我们的女儿胡捷出生了。

3月6日，我在产科病房度过了30岁生日。

3月8日，是老胡28岁生日，我们带孩子出院。

女儿迟迟不生，可能就在挑日子。不是一家人，不进一家门，这辈子看来老天注定了我们的“缘分”。以后每年这几天，都是我们庆祝生日的“喜”日子，哪年赶上周六、周日，我们就一起过生日，那是我们一家三口最开心的日子。谁知后来找个女婿，竟是3月7日生日，又凑到一起了。

孩子恢复得很快。想起在北医三院时，每到喂奶时间，护士会用双层推车把孩子从婴儿室推出来，一一送到母亲怀中。有时孩子太多，会在其他孩子身上加放一两个孩子。如果赶上胡捷放在哪个孩子上面，那个孩子的妈妈准会叫嚷：“千万可别让那个胖丫头把我们孩子给压坏了。”因为她生下来3800g（7斤6两），对女孩子来讲个头不小，而且生下来脸圆圆的，红扑扑的没有一点“皱纹”，很像我家里日历上的“中国娃娃”。怀孕时在家每每看着这张日历卡，我就想，要是我生个女儿这么可爱就好了！老天不负有心人，果然送给我这样一个可爱的胖娃娃。等到淤血完全恢复后，越来越好看，越来越结实。初为人父母的我们俩，看着孩子，天天都乐得合不拢嘴。

“月子”是在军区大院过的，一是条件好，而且有四姑照顾。这点公公婆婆挺不高兴，婆婆只来过一次，老公公一次也没来过。这是胡家第一个孙子辈，而且是个女孩，老人心里盼孙子，也是可以理解的。满月“挪骚窝”，我们冒着四五级大风赶往人民大学。孩子包在缎子斗篷里，老胡抱着。别看他个子大，却不会抱孩子，斗篷又滑，我突些发现，他只抱了孩子头，而身子快从斗篷里掉出来了，忙接过孩子，不敢让他抱了。孩子一到公公婆婆家，到底是自己的血脉，爷爷奶奶爱不够啊，竟然比以后再生的孙子、外孙子、孙女都宝贝。因为我们俩都在西藏，孩子大部分时间跟着爷爷奶奶，胡捷是他们的掌上明珠，为她的成长，老人付出了很多心血。她的两个姑姑和大大，当时都没有结婚生子，大家都像对待自己亲生骨肉一样关心、照顾胡捷，让她能在爱心中健康成长，为此我和老胡也从内心感激他们这种无私的亲情。

自打胡捷出生，老胡可有事干了，那时可没有“尿不湿”，所以洗尿布的事全归了他。照四姑的话：“看你们小胡美的，每天唱着歌给你们女儿洗尿布。”确实如此，自从有了女儿，他疼爱得不得了，有时都不知道怎么爱才好。一听见女儿哭了，就催我喂奶；他满脸大胡子还老爱亲女儿，有一次我看孩子满脸通红，吓了一跳，以为孩子发烧了，他笑着说：“是我亲的，”让人好气又好笑。更有甚者，有一次要喂奶，给孩子用纱布擦擦嘴，发现嘴里一块白贴在颊部，也是让人吓一跳，以为嘴里起了口疮。结果我一嚷，他忙解释说是他嚼了一点馒头喂到孩子嘴里了。这回没等我说他，四姑、我妈两个老太太把他好好数落了一顿，气得骂也不是，说也不是，他只是一个劲地傻高兴。

虽然我俩都是学医的，但带孩子一点经验也没有。幸亏有四姑把关，每天什么时间洗澡、擦口腔、喂奶、换尿布，我们全听她指挥，所以孩子成长发育特别好，两岁前没生过病，这全是四姑和双方老人，以及她的姑姑、姨、舅、大大的功劳。让远在西藏的我们十分放心，同时也非常感激他们。

再次返藏

老胡返藏时间就要到了，他怎么舍得离开？妻子、孩子、父母、兄妹，所有的亲情都留在了北京，他却要一个人离开，重返西藏。他心里一直十二万分矛盾，他希望我能多在北京待段时间，多给孩子喂几天奶，但又希望我能早点回去，毕竟两个人在一起，面对西藏的艰苦生活，更能相互扶助依靠。

老胡 5 月返藏。我又坚持学习了 3 个月，于 8 月进藏。为了回去能尽快开展病理诊断工作，在北医病理教研组老师和技师们的帮助及指导下，我一样样、一件件采购了所有必须用的器材、设备、试剂和各种型号的标本缸。有些托运回去，但一些精密仪器、药品我必须自己随身携带。临行时，我数了一下我的随身行李竟然有 17 件！没办法，这是去西藏，就连常用的玻片、石蜡我都必须先带回一部分，更何况“显微镜”“切片机”之类。而托运邮寄一方面不安全，物件会丢失或损坏，另一方面时间太长，赶不上急用。别人不知道，切片刀和特殊的磨刀石都是跟我一起进藏的。为此，弟弟动员了他的几个朋友，清一色壮小伙子，开一辆面包车送我到北京站。在列车上，把我所有的行李安排在硬卧车厢我目之所及之处，能捆能栓的全帮我捆好，大家都祝我安全到成都，那边我堂哥会安排接站。

可是计划赶不上变化，一切瞬息万变，此时正赶上雨季，我们这趟列车历时三十几小时，就要进成都时，列车长通知，前面的桥被河水冲垮了，我们这趟车只得原车又返回北京站。我一下傻眼了，当时没有手机，我无法通知前边来接站的堂哥（让他扑了个空不说，他听说一列火车掉江里了，以为是我们的车，还真伤心了好几天），回到北京我怎么出站，也是个大麻烦。幸亏大家在火车上一来一往也都熟了，我托一位到郑州的乘客，因为他比我早下车，让他给我弟弟单位打个电话，说明情况，让弟弟原班人马再把我接出站。这一来一回兴师动众麻烦了不少人。

为了尽早返回西藏，我与单位取得联系，坐飞机到西安，再转飞机回拉萨。这样全部行李可以随机托运，为我解决了大问题,加快了进藏速度。因为刚给女儿断奶，一到喂奶时间，乳房胀得发疼，就想孩子。在机场、在路上听见孩子哭就想掉眼泪，但这一切都挡不住我飞回西藏的心，一方面是对老胡的思念，更主要的是对未来新的工作的渴望与激情。飞机到拉萨机场，实际上就在我们山南贡嘎县，距拉萨还有一百多公里，而到泽当也有近百公里。医院的车把我随飞机带回的东西拉回医院，但更多托运回来的器材及瓶瓶罐罐一两个月后才由汽车陆续运进藏。

回到山南地区人民医院，领导们见我满载而归，大有真刀实枪干一番的架势，都非常满意，老胡高兴也不必说了。来看我的同事、同学都“异口同声”地说“你可回来了！”总而言之，都是说我不在西藏期间，老胡有多“可怜”，吃了上顿没下顿的；老胡有多“懒”，要不是我回来，地也不扫，桌子也不擦，每天一张桌子就他看书那“一亩三分地”干净。这回，他是动员了科里的几个护士和几个女同学帮忙，彻底来了个大扫除，才有今天这窗明几净的效果。我能说他什么，他纯属被父母、哥哥、妹妹“惯坏了”，在家就不爱干家务，到我们家还能装装样子，现在自己一个人得“懒”可不就懒呗。我只有开玩笑地说：“嫁鸡随鸡，嫁狗随狗吧！这辈子也只有认了。”确实是这样，我这一回来，家也是家了，他又有好日子过了。别人都说我“惯”着他，有时我总想，女人有时真是这样，为你爱的人干活受累，好像再辛苦也是幸福的。

第五章　初建病理科

艰难建科

回到西藏山南专区人民医院，要白手起家，把一个病理科从无到有建起来，并能开展工作，配合全院的临床科室，为他们服务，并非是一件容易的事。

首先是地点，当时医院条件较差，门诊、病房都很紧张，再也挤不出一间像样的屋子，让我建科。只好把我挤到传染病房，也就是医院最后一排病房，在角落里腾出一间病房，再接上一段过道，封死一头，两个房间就出来了。过道那间做“技术室”，原来病房一间做“诊断室”。条件如此简陋，多少人劝我别在这“建科”，但医院现实就这条件，能有这两间“房”我也知足了。因为这是在西藏。

花了一段时间，进行了简单施工——消毒、封墙、搭顶、开门，刷白墙壁，请木匠师傅打了几个工作台，用作切片、染色、取材。我的诊断室，就是一张桌子，一把椅子，放上显微镜。最基本的工作条件、设备都有了。

切片染色试剂，我带回的药品、染料，由药剂科刘主任帮我配制。他是沈阳医科大学药理专业的毕业生，来西藏工作也快 20 年了，人很有个性，但工作十分敬业。他对我很关照，可以说，病理科能开展工作，他功不可没。如果没有他一瓶瓶、一罐罐把固定标本、脱水、浸腊、染色的试剂全配制好，凭我自己不知要费多少周折呢。

在后来几年病理科的工作中，我都受益于他的支持和帮助，无论在器械、仪器的配备上，还是染色试剂的补充上，就连后来所有的标本缸，他也及时为我们病理科安排进货。对于他无私的帮助和支持，我也是从心里感谢他。可惜他和夫人后来内调回东北了，想来现在他也是七十好几的人了，衷心祝愿他们老两口幸福安康。

回院1个多月后，病理科正式开始工作，这是院领导没有想到的事。病理科建了几次，都因各种原因“流产”了，如今我言出必行，兑现了我当初的“军令状”。对于我的工作态度和创业精神，领导和相关科室的同事们，都给以肯定。我觉得这正是我性格的体现，对待工作满腔热情，不怕脏、不怕累、不怕苦，而且还麻利果断，绝不拖泥带水，这点“优秀品质”，是父母性格的遗传，是他们多年教诲的结果，是他们以身作则的榜样的力量，这一切造就了我的性格。

工作一开展，我才知道自己差得很远，首先是切片、制片技术，如果不过关，直接影响下一步的诊断，就是一个磨切片刀的技术，也是北医病理教研组老技师手把手教出来的。但真到自己“磨刀”，划“8”字来回磨时，还是问题不少。老胡常开我的玩笑，说我“人笨赖刀钝”，所以只要他休息，就主动来帮我磨切片刀，再后来就连脱水、浸腊、染色的技术，他也能帮上我不少忙。

在诊断上，为了避免误诊，我尽量多取材，多切片，稍有把握不住的，就去拉萨医院病理科求教。再复杂一些的解剖标本，若时间宽裕，我也常寄到北医病理教研室廖松林老师那里，得到他们热情的帮助和支持。每次寄回来的报告，都对我的工作有着指导作用。多年来，廖老师对我的教导，让我受益匪浅。

病理科的工作，是不能有丝毫差错的。手术切下来的标本，是良性、恶性，还是临界状态，事关病人的生命，对病人的治疗方案、手术范围及预后有着举足轻重的关系。如果一个良性病变，误报成恶性肿瘤，病人不仅要在肉体上遭受很大的损伤，同时在精神上也会受到无情的打击；相反，是恶性病变，你没有诊断出来，延误了治疗，无疑是给病人埋下了一颗定时炸弹，随时都可以引爆。正是由于病理诊断工作的科学性、严谨性，我对于自己这大大咧咧的性格加以约束，特别要求自己慎重对待每一个标本、每一个病例。老胡、牟大夫也常常提醒我，把握不大时，一定去拉萨会诊。尽管每一次往返几百公里路，辛苦一些，但给病人带来的是更正确的诊断以及合理的治疗意见，苦和累都是值得的。

刚开始工作时，总感到自己底气不足，常跑拉萨，请教自治区医院的老师、同行。最早常找病理科的老主任，他在藏工作几十年，对于西藏一些地方病的病理诊断做出了十分重大的贡献。他几十年来坚持一早去“天葬台”做尸体解剖，和那里的喇嘛关系搞得非常好。正是由于不怕辛苦，多年积累，他才在西藏“克山病”的诊断上有了突出贡献，并发表了相关论文，受到国家的重视，他也被晋升为研究员。可惜他年纪大了，不太适应西藏高原气候，所以不久就内调了。

后来他的接班人——隋大夫，也是我经常请教的老师。他虽然只有中专学历，但受益于良师，并像他的老师一样的敬业。老主任在时,他每天陪老主任上“天葬台”,老主任走后,他仍坚持每天天不亮去“天葬台”做尸体解剖,积攒了很多病例及经验。在诊断上他也是一丝不苟,可以说是全身心扑在工作上,他从来没正点下过班,所以我经常很晚才赶到拉萨,但在病理科里准能找到他,得到帮助。

说起在西藏搞解剖工作,相比内地有得天独厚的条件。有山的地方“天葬”,有水的地方“水葬”。我们病理大夫也正是利用这便利条件,征得家属同意:“阿姆吉拉眯达眯达”,就是医生先打开看看后,再由天葬师或水葬师来完成他们神圣的葬礼,而我们看的过程,基本上就是一次解剖过程,并可以充分取标本,说明医生要做检验,一般藏族群众都不会反对。

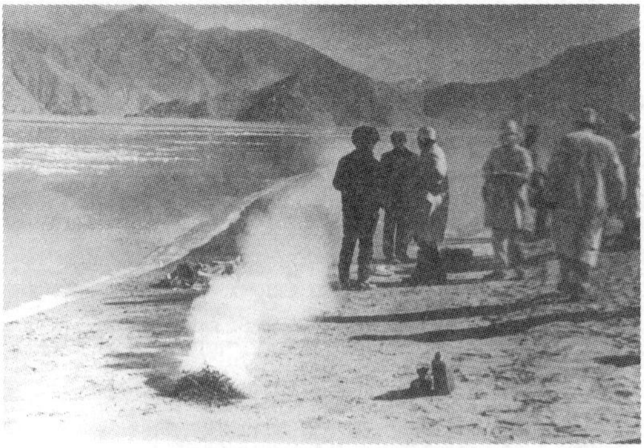

“水葬”接近尾声

在山南专区医院,过去没有解剖室,病理科成立以后,开始的几例解剖,全是蹲在太平间的小土房里的土地上做的,只有老胡陪着我。牟大夫、刘主任、任大夫他们有时间就来参加我的解剖工作。他们对于我的“手技”还是肯定的，毕竟是外科大夫出身，又在北医有了几次实践的机会，因此操作规范。何况临走时病理教研室的技师，还特意送了我一把非常可手的解剖刀。

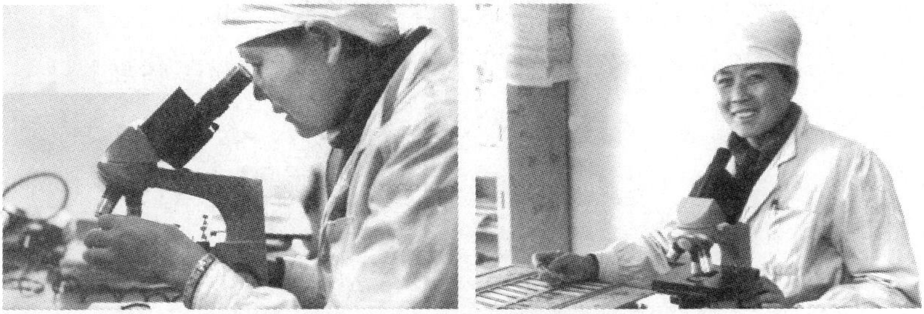

显微镜前工作的我

开展尸体解剖工作，各科室都非常支持，就连公安局的法医“尸检”也成了我的任务，曾先后为他们做了几例。在医院做尸体解剖工作，死者绝大部分是藏族人。但记得有一例是位在藏工作多年的汉族干部，因“胃大出血”在外科手术，关腹时网膜上的脂肪太厚，关腹困难，外科大夫就为他取出了一些脂肪组织。病人术后出现了腹腔积血，先后两次再上手术台止血，但都不成功，终因“失血性休克”死亡。

院里很重视这个病例，为了明确诊断，找到出血原因，让我连夜在他的病房做解剖，刀口以手术切口为准，不能再大。老胡、牟大夫、刘主任看我做解剖，从腹部手术刀口进去只取了胃、肝、肾等腹腔脏器（因为是汉族人，怕家属有意见）。讨论病例时，院长挺遗憾：“既然做解剖，不取心、肺，总觉得不全面。”我本来就有同感，听他一说，马上拉着老胡又去了太平间，老胡给我壮胆，我又打开手术切口。没开胸，打开膈肌，取出心、肺。半夜 12 点多，我和老胡一人抱一个标本缸，装着刚取出的心脏、肺标本到院长那，院长都乐了。那段时间刚好放电影《画皮》，老胡说我就像电影里的梅娘，半夜取人心肺。

后来这例病人经北医会诊为：多发性血管瘤病例。

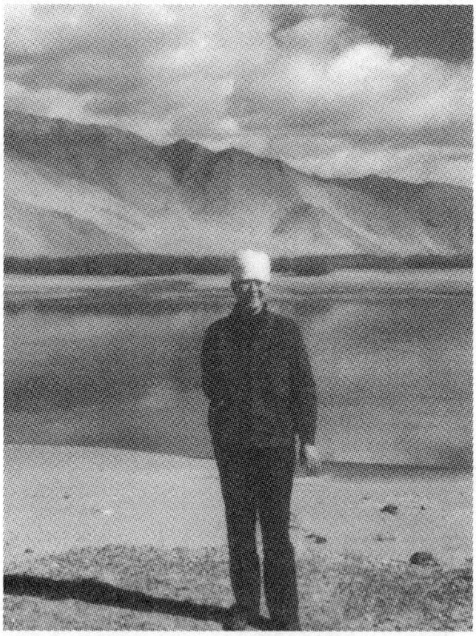

蓝天白云下，刚刚结束工作的我

病理科诊断工作，本来就有相当一部分解剖工作。我既承担了病理诊断工作，解剖当然不能落后。所以我借这次解剖的机会，求院长给修个像样的解剖室，做解剖，还可配合卫校的教学工作。院长痛快地拍了板，我照北医解剖室的样子、功能，设计了解剖室，不久就落成了。

解剖室修好以后，我们在这里做了不少解剖。有远道送来的心肌梗死心壁血瘤破裂致死的病例；有一位临床诊断结核性脑膜炎，解剖后发现是大脑脑膜瘤，堵塞脑室导水管，造成脑积水，致使脑组织被压成0.5cm厚的病例；另外为公安局做了几例“尸检”。但我们绝大多数解剖工作，还是尊重藏族群众的习俗，在雅鲁藏布江边做解剖后进行水葬。

通常我们解剖后，取出相应的标本，再由水葬师把头发烧掉，其余尸体按关节切开，丢到江里喂鱼。因为解剖的机会较多，有些尸体，家属或离这里太远等原因放弃了，往往就由医院处理，我们同样也是在江边做完尸体解剖后，不再切成小块，而是直接推入江心。记得有一次春节：大年三十做了一例小伙子尸解，因无家属，不需要水葬师的工作，因此做完后借老乡的长竹竿把他送入江心。但冬天水少，且岸边冰又多，尸体居然没被冲走。大年初一一早，牟大夫和我又做了一例年轻女孩子的尸解，同样也是没有家属，我们在江边做完尸解，把这对青年男女用长竹竿推到江心，看着他们双双漂流而去。牟大夫挺感慨地说：“这小伙子可能就是要在这里等这个姑娘，但愿他们早日投生，来世能喜结良缘吧。”这也是我们大家的心愿。

在西藏，没有洗澡、淋浴的条件，所以每次解剖完，老胡准会提前在电炉上烧上一大桶水，等我做解剖回来，水也热屋子也热，我只有自己在家用大洗衣盆洗个澡。刚开始搞解剖工作时，晚上睡觉一闭眼就会想起死者的面孔，后来解剖多了，也想不过来了。另外，每次解剖时，做完必要的检查，我都尽量盖上死者的脸，所以这种现象也少了。由于西藏做尸解的有利条件，在藏期间，我大大小小做了近百例尸体解剖，有病理标本资料的七八十例，为临床诊断水平的提高起到了非常好的效果。就像那例脑膜瘤的病例，在传染科一直当结核性脑膜炎治疗，当解剖结果出来后病例讨论中，大家都知道有很多方法可以除外“结脑”的诊断,但临床都忽略了。西藏结核多，就按“结脑”处理是错误的，有很多教训可以吸取、改进。有一个17岁的女孩，在家乡打针后“臀部感染脓肿”入院，早饭吃过后突然出现心衰，很快死亡。尸解中发现下肢水肿非常明显，直到外阴都肿得发亮，而在外科住院期间，只给臀部脓肿部位局部换药，病人心肺功能及下肢水肿完全没检查。这例病人心衰的原因是“心肌炎”，诊断是由北医廖松林老师给做的，这例病例讨论,给外科大夫,尤其是年轻大夫仅仅头痛治头、脚痛治脚，完全忽视了病人的全身情况，敲了警钟。

由于病理科工作的开展，医院先后又成立了“B超室”，由牟大夫负责，成立了“胃镜室”，由儿科蒋主任的爱人——内科唐大夫负责。病例讨论蔚然成风，这些都大大促进了医院的医疗水平。每次尸解老胡都是我的支持者，对此我真的很欣慰。有时我开玩笑问他，“我老去做解剖，你嫌不嫌我‘脏’？”他只是笑，不说话，等你问急了，他才轻描淡写地一句话:“这不就是工作吗？”但我知道他对我的工作有多支持，多肯定。看着医院各项工作的发展，他和我一样高兴。

回到西藏后，工作中困难重重，但我们还是一个个顶住了，战胜了。可最让人难熬的是思念家人，过去想父母，而现在最多地是想胡捷——我们不满周岁的女儿。尽管北京妈妈、婆婆常常有信来，寄来孩子各个时期的照片，每每看到这些，我这个自认为十分坚强的人，总会禁不住地伤心、落泪。在单位里看到别人的孩子，总要抱抱逗逗，拿女儿和人家的孩子比比，是大了还是小，是高了还是矮点，拿别人的孩子，印证家人在信中女儿的高矮胖瘦。后来，妈妈、婆婆的来信，只要关系到孩子的，我都会剪下来，按时间顺序剪贴，攒了 3 大本，准备在女儿 15 岁的生日时送给她，另外还有几盘她牙牙学语时的儿歌磁带，让她自己留作人生的纪念。

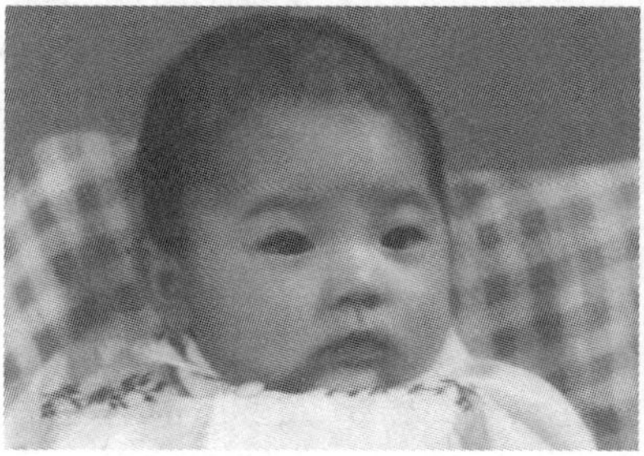

女儿小捷“百天”

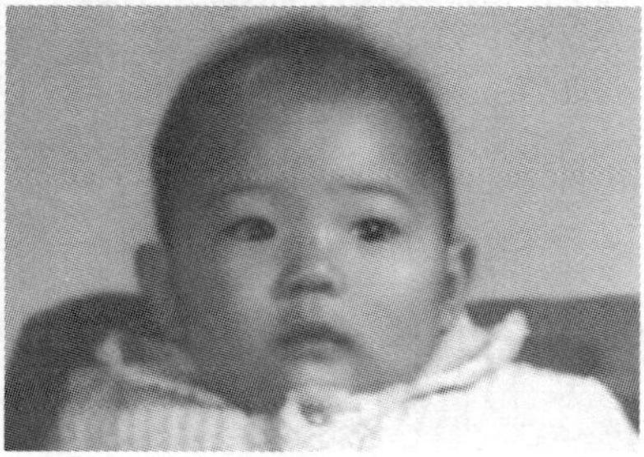

小捷一周岁

带伤过年

工作一忙，时间就过得快。转眼间回西藏快半年了，记得生完孩子刚回来时我体重 70kg（140 斤），不到半年降到了 50.5kg(101 斤)。没生孩子前我的体重没超过百斤，医疗队几个外科医生常开玩笑地说我生不了孩子，太瘦。可我刚回来那阵膀大腰圆，虽然同事们谁也没见到我大腹便便之时，但我那“架势”可是十足产后妇人形象。如今又瘦下来了，主要是在西藏，消化道功能变差，加之没有太多的“营养”。但还是瘦点好，自己都觉得利索。1979年的新年一过，春节、藏历年紧跟而来。这是我们在山南专区医院过的第一个春节，印象特别深刻。

大年三十前，院长让我和老胡带全院职工开个“春节联欢会”。藏族是个能歌善舞的民族，人人会跳，个个会唱。在院里的支持下，我们把那些爱唱爱跳的姑娘、小伙全动员上了台。很多汉族同志，吹笛子、拉胡琴、唱歌、朗诵也特别尽兴，使整个会场洋溢着节日欢乐的气氛。最受大家欢迎的节目是我们两口子最后压轴的“二重唱”。黄梅戏“夫妻双双把家还”是必唱的，回回都不能少的。后来我们又唱了一首电影《阿诗玛》中的插曲。当老胡亮开嗓门唱出最后一句:“撒尼姑娘千万个，我只爱你一个”，引起全场欢笑声，掌声响成一片。

我们两口子进藏几年了，相亲相爱是大家有目共睹的。不少进藏的大学生，常拿我俩当“楷模”，发誓跺脚地说要成“家”，就得像我两人一样。老胡这一唱，不仅是我们情感的表达，也在院里很多年轻人中引起共鸣。

联欢会过后，我们兴奋得睡不着觉，那时我们既没有电视，也没有“春晚。”因为明天是大年初一，同学们要来我这里聚餐，所以我俩忙起明天会餐的准备。也真叫“乐极生悲”，我们自己磨了豆腐，豆渣舍不得丢，想用辣椒炒一下，当小菜吃，所以放了不少油，用辣椒炝锅。我往锅里倒“豆腐渣”时,应当用铲子一点点铲进去,但我光顾和老胡聊天了，也没动动脑子，整坨豆渣往油锅里倒，一下子把滚烫的油拍了起来，正浇在我扶锅的右手上。我大叫一声跳了起来，老胡忙关掉电炉，一看我的手背前臂全被辣椒油“炸”了一样，红红白白肿起一片，痛得我龇牙咧嘴满地乱跳，他拉着我就往外科跑，正赶上强巴单增大夫值班。看我手疼得直抖，先给我打了半支哌替啶（度冷丁），才处理烫伤，消毒包扎。想想这大年三十，我为这“豆腐渣”负了伤，真不值当，让人欲哭无泪。

第二天一早，大年初一，没等别人来我家吃饭，老胡就把我们的“年货”分门别类打了包，骑车去几个同学家转了一圈，把食物留下，并把七八天的饭分头在各同学家“订”了下来。过节这几天,应当是我最忙的时候,同学们都愿意来我家凑热闹。这一下手烫伤了，就闲了下来，逛百货公司，去影剧院看电影，然后到各家吃饭。

我爱做饭,会做饭,受益于我爱吃的爸爸。他号称“美食家”,在他的“指导”和“严格要求”下,我可称鸡、鸭、鱼、肉，样样做得起来。尤其有四姑的言传身教，使我的厨艺有很大进步。因此在北京时,无论在娘家还是婆家,姐姐家、哥哥家,只要我去,掌厨的都是我。有时去姐姐家,能给她家烧出一个星期的肉来，在西藏，请同学们吃饭更是常事,我做的“烧卖”别具一格,“罗宋汤”更受欢迎。因为我们好客，诚心诚意待同学、同事们，也同样得到他们的爱戴,这大过年的天天吃“白食”,也算是太难得了。但到哪家都能受到最好的招待。

在西藏的同学、朋友的关系，与内地完全不同。虽然我们来自祖国四面八方，来自不同的学校，不同的专业，不同的城市，但我们同在西藏，同在边疆，大家相处得就像一家人一样，有时甚至比自己家人还亲。

山南地区行署所在地泽当，本来就不大，人口也不算多，一部新电影，在影剧院放两天，全泽当的人就都看过了。每每有新片，对于文化生活匮乏的我们，都是最渴望的精神食粮，尤其在那个没有电视机的年月，同学们抢着买票，相约去看电影。而电影票都是大家自觉轮流购买，买好通知大家别买重了，就是买重了，到影剧院门口遇上几个朋友或同事就分送出去了。这是我们见面的好时候，每当电影散场，我们再各自回家。路上看着夜空中密密麻麻的满天星斗，时不时还会看到那拖着尾巴划过夜空的流星。这与内地相比，才觉得离“天”更近了，而这西藏独有的“夜空”是内地无法想象也绝无仅有的。

每逢节假日，都是我们相约聚会的日子，谁家有好吃的准早早打好招呼，谁过生日，谁休假刚回来，都是我们聚会的名目。水利队小潘、小崔家不用说，同车进藏，我们还是他们结婚的证婚人。小潘最拿手的是做“湘菜”，与我们平时常吃的大师傅们的“川菜”很不同，小崔也心直口快，热情好客，所以他家自然也是我们常去的。要说的是同在水利队的小王，清华大学毕业，学“流体力学”的，在西藏没有太对口的单位，所以也分在水利队。他又瘦又高，戴一副眼镜，平时爱喝个小酒，最爱找老胡对酌。刚来时没有女朋友，单身汉好久，一心想找个“小蜜蜂”一样爱干活的老婆。老天不负有心人，后来分到水电队的大连姑娘小张，正是他苦苦寻觅的“小蜜蜂”样的能干勤快的女人，两人成家后，家里特别温馨。小张总能把家收拾得窗明几净，饭菜做得精致可口，是我见到的极有能力的女同志，不仅家照护得好，工作能力也挺强，头脑灵活，有条有理，干起事来麻利脆。虽然人长得并不那么漂亮，但永远收拾得大方得体，最大感受就是她自信心强，让人不能小看她。所以她后来能当上专区秘书长，这是与她的文字能力、语言能力、办事能力分不开的。我们在藏期间，小王和小张家在我们同学中条件最好，房间有一间半，单位提供的家具也比较新，还有一对类似“沙发”的靠背椅。真不知我们有多少让人难忘的聚会是在他们家渡过的，大家常带上各家的好菜、好酒，利用休息日在他家吃一顿丰盛的午餐。喝点酒，就勾起我和老胡的“歌兴”，总会高歌几曲，小王的夫人也爱唱，声音高亢嘹亮。而画家小韩的夫人小张的歌声另是一番风味，她唱的“橄榄树”和“这就是我”，让我们百听不厌。有时下午我们会打麻将，人多的时候，我们就改打“扑克”，而且会用七八副扑克一起打，谁输了就贴纸条或顶枕头，最厉害还得钻桌子。老胡块头大，这一关总是最难“过”，经常一闹就闹到晚上，大家再“蹭”顿面条，才各自散去。

另外，地委办公室小林两口子，都是大连人，既有东北人热情豪爽的一面，又有知识人才精明能干的一面。因为我们都姓“林”，我是“山”，他是“海”，也挺有缘分，像姐弟俩一样。还有公安局小刘和小吴两口子，同是北京老乡，自然来往不少。除了很多同学，在西藏我们和不少藏族同志也成了很好的朋友，水利局“下乡干部”平措拉就是其中一位。

说起平措，我们是在列麦熟识的。他的夫人是我们医院妇产科大夫玉珍，与他相识是因为他为人特别好，人长得又挺帅。因为过去是大贵族出身，可能一家人都去了国外，民主改革时，他才6岁，被送到北京学习。他会跳舞，西哈努克亲王在京期间，他还去给表演过。因从小在北京长大，汉语非常好，“文革”期间，由于出身向题，始终得不到重用，常年下乡，所以有“下乡干部”之称。改革开放以后，他的才华才真正得以施展，从常年下乡升为专区秘书长，后调拉萨工作。记得有一次他来北京，同他姐夫一起到我家做客，爸爸妈妈招待他们在家吃饭，四姑下厨做了几样拿手好菜。他们叫四姑“姑四”，按藏语习惯反过来叫，让家人觉得挺有意思。巧的是他们一进门，我爸的眼睛就进了粒沙子，冲洗后才好，他们藏族人觉得是他们给我爸带来的“不吉利”，所以特别不好意思，吃饭时也很紧张，他姐夫被鱼刺卡住了嗓子也不敢说，直到吃完饭他们走出门，才敢告诉我们。以后每每在西藏去他家做客，说起这事他总不好意思。他人好，夫人好，两个女儿都很漂亮，每当我回想西藏的生活，他和他美满的一家永远给人以温馨和谐之美。

在西藏，同学之间，朋友之间，真诚相待，相互帮忙，有时我们自己也说，几乎大家天天见面，永远有话题，在一起有永远说不完的话，唱不完的歌，讲不完的笑话。

在山南没饭馆，来人都是找同学、朋友、老乡家吃饭。只要来人都是客,谁都会倾其所有招待你。再没得吃，至少炒上十来个鸡蛋是最常见的事。因为我会剪头，所以尽管山南没个像样的理发馆，我全都自理了，包括老胡的头发，因为我工具齐全，院里女同志剪发，同学之间剪发、烫发也成了我的事。休息时间，常为大家服务。有时回想起在西藏时人与人之间的情感为什么那么纯朴、简单，可能是我们刚走出校门，还没那么“世故”，尤其在那种特定的环境下，人与人之间才那样无私。而这些是当我们回到北京后，很难找到的情感，往往让我们难以适应。但那些扎根在我们心中的友情，尽管过去了这么多年，仍是我们永远回味不尽的精神财富。每当我们谈到西藏，说到哪个同学，都非常的想念。

1979 年，山南专区医院的援藏医疗队，由河南医疗队换为江苏医疗队。眼科石大夫发现我经常起“针眼”，总去眼科开药,他还特意给我做了检查,发现我“倒睫毛”。给我一把小镊子，让我经常自己夹一夹睫毛。西藏风沙比较大，眼睫毛倒长，感染的机会多，拔出倒睫也是没办法的办法。为此他建议我做个“重睑”手术，既能改善倒睫毛的问题，又变成个双眼皮，两全其美。开始我婉言谢绝了，要做在北京早就做了，那个年代人们还是有些保守的，我都三十几岁了，孩子都有了，就别太“臭美”了。石大夫可是有心人,他认为我对他的手术不信任，所以才不敢以身试“术”,去做这个有“美容效果”的手术。他一连给 7 个有“倒睫”毛病的中学生做了手术，每个孩子术前术后我都见到了，确实效果非常好。我被事实说服了，又去说服老胡，真是抱着“豁出去了”的想法，答应请他为我做手术。

手术是利用周六我休息的时间做的，照石大夫讲，他可是“精益求精”，用最细的线，最小的针。术后连纱布也没敷，上点眼药膏，戴上墨镜，周一照常上班。两三天消肿，七天后拆线，效果很好。刚开始稍显得有点愣，后来越来越好，越来越自然。老胡开玩笑说我“心灵的窗户开大了”，我也觉得真是视野扩大了，打心里感谢石大夫。我手术的成功使石大夫名声大振，后来无论是我们医院的医护人员，还是山南专区的人，包括我们一同进藏的小崔，石大夫先先后后做了一百五六十例，仅次于他在这里做的白内障手术。做的人多了，大家也见“怪”不“怪”了。后来认识我的人几乎没有人能看出我的双眼皮是“人工改造”的。而西藏医疗队过去做得最多的是白内障手术，是因为西藏紫外线强，加上长年青菜、水果少，维生素不足，白内障发病率高，每次医疗队一定会有眼科大夫，开展白内障手术也十分普遍。因为手术机会多，我们很多年轻的藏、汉族眼科医生，都能较熟练地完成手术。这在西藏也挺有代表性的。

追忆同学

这段时间，我通过水利队小王，认识了穷结县医院的一名护士，巧合的是她曾在自治区医院工作过，曾经当过我的中学同学李海龙的特护。从她嘴里我十分震惊地了解到李海龙同学人生最后一段路程的痛苦，对于她的死，我从心里感到万分沉痛。

李海龙，男孩子的名字，男孩子的性格。人长得一米七几的个头，确实有股男孩子的威风，但她确实是个女孩子，《六十年的变迁》作者李六如的女儿。我们同是石油学院附中的高中同学，当时我是学校学生会副主席，抓全校文体活动。她也喜欢体育，我们还是有所接触的。“文化大革命”一开始，她成了学校红卫兵的头头，领着全校红卫兵“横扫一切牛鬼蛇神”。而我是“狗崽子”，父亲是文化界当仁不让的“走资派”。从电影《早春二月》和《林家铺子》的批判开始，爸爸就被“打倒”，隔离审查。由于爸爸妈妈都被“批倒批臭”，我没资格参加红卫兵，由于立场不同，观点也不同，所以在学校里我也属于“老子反动儿混蛋”一流，批判我的大字报贴满床。所有个人的东西，包括衣物、书本、“毛选”，还有父母的老战友从苏联带回来送给我的一双黑色高筒冰鞋，统统全被抄走，所有政治活动一律不许参加。在石油学院开的上千人大会上，因为我反对“老子英雄儿好汉”的对联，被“赶出会场”。过去挺要好的同学们，见了我吐口水，骂“狗崽子”。更有甚者，学校的红卫兵还去我家抄家，“文革”中我们家先后被抄了十几次，已经跟水洗过一样，我们的同学也来“雪上加霜”，而她是头头。虽没亲自参加，但谁都知道她是后台。可以说，在学校我们俩见面总是“剑拔弩张”，水火不容的。但在校外，私下里，谁也不知道我们还有不浅的交情。她家住北池子，我父母的老战友家也住北池子，和她家斜对面，因为这个老战友曾是我的“干爸爸”（他家 4 个儿子一直没有女儿，我们住在一个院子，对我疼爱有加），“文革”中我家的书全被查封了，他家还算安全，所以我常去借书。这样我们有很多机会在路上相遇，一起聊聊常看的书，很有共同语言。尤其是她父亲被“打倒”后，谈的就更多了，互相通个信息，发表下对国家的忧虑，这些都成为我们之间的“共鸣”。

后来，像我们这样的子女都下乡、支边，再后来又都被抽上来上了大学。我在北医，她在南京大学。我比她早毕业一年，先去了西藏，她毕业后，也选择了支援西藏。据说分配她留在拉萨，而她希望到更艰苦的地方去。和一个同学骑自行车去自治区政府，找领导申请时，不幸遇到车祸，一辆大卡车把他们撞了个人仰马翻，那个男生当场死亡，李海龙双下肢骨折，被送进自治区人民医院。住院 2 个月的时间，医生把精力都放在她腿上了，而她外伤造成肝被挤压进膈肌之上，“疝”入胸腔，却一直未被发现，直到她出现病危情况，请内地大夫来会诊时才被查出，但为时已晚，最终因胸部感染导致衰竭死亡。年轻的生命，充满豪情，充满活力，却壮志未酬身先去。为此我发自内心地为她惋惜、为她悲痛。我把过去的故事讲给老胡听，我们都看过《六十年的变迁》，说起她当红卫兵时的飒爽英姿，好像“死”永远不会与她相关，但这一切却是残酷的事实。真希望她的在天之灵能听到我的心声，如果真有来世，愿她还是“女中豪杰”。

热心“红娘”

在院里，由于病理科配合各科室的工作越来越广泛，胃镜标本在病理科占了不少比重。外科“胃切除”标本越来越多的是早期胃癌病例，对病人的预后、延长生命起到积极的作用。医院在院东墙盖起一排新平房，把我们科室及放射科搬进了新房，大大改善了我的工作环境、工作条件。更值得高兴的是中专毕业的赤来格桑，在南通肿瘤医院进修回来了，所以技术室这一部分的工作交给他去做，我以诊断工作为主，也减轻了我不少工作量，可以把更多的精力放在诊断水平的提高上。我和赤来格桑配合默契，他是个浓眉大眼的帅小伙，人很细心，切片做得不错，所以一有时间我就用诊断中的病例给他讲讲课，边学边干边提高，他提高很快。后来的病理诊断中，我总让他先看片、先诊断，我再复查，找出他的问题一起讨论。解剖病例也教他上手去做，因为我知道我们是早晚要回内地的，而他是病理科的未来。我看着他成长，看着他结婚、生子，一家人幸福地生活，很为他高兴。

说起在西藏谈婚论嫁，确实挺不容易的，供选择的余地有限，一旦相中，很快进入实质，早办婚事。我是热心肠，有意无意地也成全了几对有缘的年轻人。

我们下乡时认识了一个天津姑娘，是自治区女篮的运动员，她们在列麦公社集训期间，有点小伤小病常去我们卫生院拿药。聊起天来，天津、北京自然也算“老乡”了,对她就特别关照。后来她从自治区女篮退役下来,要求分到山南体委工作，自然来往就更多一些。她叫我林姐,对妹妹的婚事我自然更上心。但她一米八三的大个,找对象就更是难题。幸亏比我们晚进藏两年的山南专区中学的体育老师，也是一米八几的大个头，小伙子是东北人，人也直爽、痛快，我看着比较合适，和老胡私下里说起这事,他也认为很般配。我这个当大姐的亲自出马,找了体育老师,向他传达了这个“信息”,有这么一位姑娘,你如果看着合你心意，就主动点。这事还真成了，两人一拍即合，很快就谈恋爱，结婚了。这个“红娘”我还真当对了。

我们医院有个女护士,是个“团结族”(父亲是汉族,母亲是藏族)，人漂亮，心地特别善良，但因为有“夜尿”的毛病，所以挺自卑。从不主动谈恋爱，水电队一个藏族小伙子看上了她，可她怕羞总躲着人家。后来小伙子通过小王两口子托上了我，我认为是件好事，所以真去找了姑娘谈心,打开了她的“心结”,两人最终走到了一起。可喜的是自打结婚后，姑娘的毛病就不治自愈了，后来生了个胖儿子，一家人别提有多幸福了。

我热心管了这个，帮了那个，但让我遗憾的是我们病理科赤来格桑的“婚变”。因为当时我休假去了，没能帮他很好地处理，造成了他终生的痛苦。

赤来格桑人长得帅，能歌善舞，当时追他的姑娘也不少。他爱上了内科一个护士，也是山南卫校的毕业生,人长得非常漂亮，皮肤比一般藏族人白，又长着一双会说话的大眼睛。可怜小小年纪，命运多舛，她幼年丧父,母亲带着她和妹妹生活，挺艰难。一个好心的乡亲常帮助这娘儿仨，母亲为了感激他给予全家的关心照顾，想把自己漂亮的大女儿嫁给他，当时她还小，也就答应了。但上了卫校受了教育，懂得要自己找“爱情”，所以对以往的比她大十来岁男人的婚约坚决反对，为此几乎与母亲闹翻了。没有更好的权宜之策，母亲只好自己嫁给了比她小几岁的“恩人”，重新组成了家庭。尽管家就在贡嘎县，离泽当百十公里远，每天都有去贡嘎机场的班车，但她很少回家。

赤来格桑与这个姑娘谈恋爱，结婚，大家都觉得很般配，为他们高兴。很快生了一个和他俩一样大眼睛的儿子。赤来格桑把父母接来照顾孩子，一家人其乐融融。但不知从什么时候开始，赤来格桑开始起皮疹，尤其是喝了青稞酒以后就特别加重。可在西藏,喝青稞酒是常事，所以皮疹越来越重。我也劝他戒酒，但他脾气好，经不住同学、朋友的一激，就又喝起来了。为此两口子之间也起了隔阂。

小伙子觉旦是赤来格桑的同学，分在我院手术室当麻醉师。他爱上了赤来格桑的妻子,在我们回京休假期间，两人住到一起去了。赤来格桑劝他老婆多次，但她铁了心不回头。其实觉旦从外表看比赤来格桑差远了，但据说他家里很有钱，我们后来也只是听说。因为院里群众舆论太大，尤其是赤来格桑他们那批同学，在医院各科都渐渐成长起来，他们的反响起了关键作用，认为觉旦不应当拆散赤来格桑一家。觉旦承受不住这些压力了，自己在手术室值班时，给自己注射了一支“肌肉松弛剂”，造成呼吸、心跳停止死亡。觉旦自杀后，赤来格桑的“阿加拉”并没回心转意，反而更决绝地与赤来格桑办了离婚手续，转身就与文化队一个舞蹈演员结了婚。直到我们内调，赤来格桑一直单身未再娶，自己和父母一起带着漂亮大眼睛的儿子。我们对这事挺痛心。

团委书记

也正是因为出了这事以后，引起了院里对青年人思想教育的反思。年轻人多了，给医院工作增添了有生力量，能够让他们踏实工作、钻研业务，不断提高技术水平。在休息时，也应当让他们有事可做，为此，院里建立了图书馆，让学习空气蔚然成风。同时，把这些年轻人交给老胡去管，他是党员，作为党委指定的院团委书记，管理青年。老胡先后成立了合唱团、舞蹈队，让这些年轻人的充沛精力有地方发挥，起到了很好的作用。

我们编排了舞蹈“雪山上的好门巴”“洗衣歌”“罐舞”“金梭银梭”等，不仅受到院里职工的好评，在专区汇演，下部队慰问，都受到欢迎。我们俩的二重唱，更是每场节目必有，得到认可。老胡在这些活动中，也能发挥他的特长，自己作词作曲。有一次他自己写了个词，一晚上为它配了6个曲子，有舒缓的、有进行曲、有独唱的、有合唱的。来我家的小张，刚从列麦调上来，看到哪个曲子都赞不绝口，闹得老胡得意得不行。尤其是他自己创作的“我爱你西藏”大合唱，演出效果极佳。歌曲朗朗上口，医院的年轻人天天唱，都快成“院歌”了。

领唱：蓝天啊，白云啊，
我把你赞美，把你赞美。
雪山啊，雄鹰啊！
我把你歌唱，把你歌唱。
合唱：成熟的麦浪一片金黄，成群的牛羊肥又壮。
洁白的牛奶闪动着迷人的光芒，丰收的美酒散发着醉人的芳香。
啊！
我爱你呀我爱你，美丽的边疆，
我爱你呀我爱你，可爱的西藏。
西藏！西藏！西藏！

这首歌发自我们心灵深处，前面由我领唱，声音婉转高亢，后面的合唱采用二部，激情而欢快，最后的“西藏！西藏！西藏！”结尾把情绪引向高潮。全院的年轻人唱起来，特别自豪。这些活动开展以后，使年轻人更团结了，更生动活泼了，朝着健康向上的方向发展，同时使得院里的各项工作也开展得更好了。这一切得到院领导和全体职工的好评。

西藏生活节奏慢，文化生活尤其少而单调，开展多种多样的文艺活动，增添了生活的色彩，尤其在专区或军分区的慰问演出，更让每个人激动。记得“八一”去军分区慰问，人家送来不少糖果，已经穿上藏装的老胡，把糖塞在怀里。唱二重唱时，最后一句“巴扎嘿”，一哈

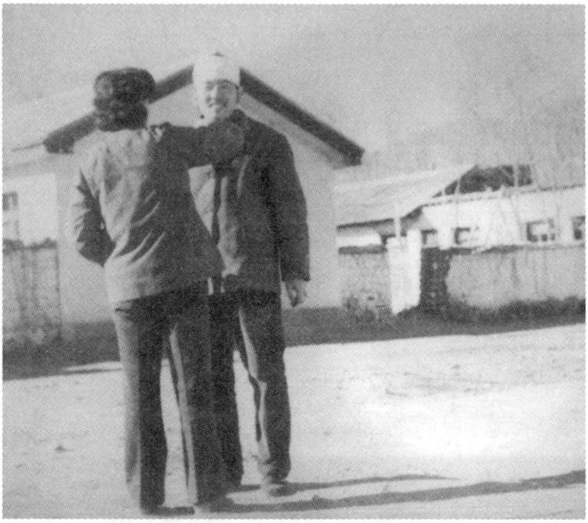

我和老胡，后面是我们的宿舍区

腰，糖从怀里全撒了出来，全场哄堂大笑。再有一次，我俩一连唱了三首歌，但观众还鼓掌要求返场，盛情难却，只好再唱一个。可调被伴奏起成原调了，此时我们如果降低一点唱还是可以的，但唱原调就太累了，老胡唱了两句就想退场，被我一把拉住，结果这首歌成了他唱一句，我唱一句，总算是唱下来了，也声嘶力竭了，观众仍给以热烈的掌声。群众性文艺活动，要得更多的是热情，但后来，山南的人见我们俩都会善意地开几句玩笑，笑我一把把老胡“抓”回来接着唱。

记得还有一次，跳“雪山上的好门巴”，演女军医的我一个大跳，把腰扭伤了。尽管当时坚持下来，演完了整支舞蹈，但回来后坐骨神经痛得卧床不起。新调来的邓院长的夫人褚大夫给我扎针灸仍不止痛，就给我局部注射“封闭”，也不起作用。我一连卧床几天，老胡忙里忙外的，又上班又值班。院里团员的工作占了他不少业余时间，眼看脏衣服堆了一大盆，他也顾不上洗。我看在眼里，急在心头，让他把洗衣盆摆在凳子上，放在床头，我侧卧着，一点点把衣服都揉出来。牟大夫和几个来看我的同事都埋怨他，可我还一个劲替他说好话，大家都说我“惯”着他。确实如此，只要我能动，洗衣、做饭、打扫卫生这些家务活，我全自己干。我总觉得他是一个永远需要我照顾的“大儿子”，再说他也有不少进步了。

后来，我的腰还是吃藏药好起来的。西藏山南文化队队长老王，是位回族人，他家就在拉萨“八角街”。他从小和平措一样，在民族学院学习舞蹈，所以山南文化队的节目多出自他之手。他和他夫人次仁卓嘎（不是列麦的次仁卓嘎）都是我们俩的好朋友，他个头不高，头大还有些发福，但他夫人漂亮极了，是文化队的领舞兼服装设计。两口子感情很好，好到每一次次仁卓嘎怀孕，老王脸上就会起“蝴蝶斑”，怀了两个孩子，老王脸上起了两次斑。每当他们把这当笑话一遍遍给我们讲时，我俩都会哈哈大笑，他们两口子也会陪我们笑成一团。我们院编排舞蹈，多亏他们两口子常常利用休息时间亲临指导，才使得我们的节目更具艺术性、民族性。

老王有“嗜睡”的毛病，他可以在台上、幕布后说睡就睡着了。有一次他请我帮忙联系，到北京军区战友文工团学一个舞蹈节目，文工团的舞蹈演员后来跟妈妈说，看他又矮又胖，开始还真没把他放在眼里。看在我妈是政委的面子上，又是从西藏来的，才答应教他。但没想到他学得如此之快，音乐、动作几遍就全拿下了，而且动作是那么优美、自然、舒展、尽兴，非常令人吃惊。他们哪知道，想当初在民族学院时，他可是苏联专家最得意的门生。他就是这样一个其貌不扬，但有真本事的人。就是这一次，他中午去我们军区大院的家休息，妈妈开会下班晚了点，他回来进不了门，就倒在四楼的楼梯上睡着了。我妈妈下班回来，看他躺在楼梯上，着着实实吓了一大跳。

也就是这个老王，我每次参加演出后他一定让我用他自己特别调制的“橄榄油”御妆。那个年代国内很少有“橄榄油”，而他在拉萨八角街的家，从尼泊尔商店才可能买到。他知道后我腰疼犯病，送来两丸藏药“二十五味珊瑚丸”，也就是用珊瑚等25味药制成，晚上放到瓷缸里用温水泡上，第二天早上天不亮碾碎喝下去，两天之后，我就能上班了。这是我第一次接触藏药，效果如此神奇，据说藏药的止痛药、春药都特别有功效。后来我在拉萨藏医院又买了几粒，但因为我十来年没再犯过，就送给别人了。直到山南专区医院藏医科分了出去，成立了“山南藏医院”，我们临走时买了一些“七十味珍珠丸”，据说是类似中药的安宫牛黄丸一类药，有降压、安神之功效。传说很多喇嘛僧人脖子上就挂一粒这种药，有中风之类症状，赶快把它嚼碎吃下，有起死回生之功效。藏族有着深厚的文化底蕴，反映在藏医学的博大精深上。江泽民同志访问西藏时，当地将《四部医典》这部凝集着藏医药文化的精髓之作，作为西藏民族的礼物送给了他。而我们也有幸获得这本巨著，百看不厌，有些很深奥的理论，尽管从医多年，仍然不能参透，确实非常值得一看。

西藏有着独特的文化，西藏有着独特的生活，宁静、祥和而多彩。藏族群众几乎全民信佛，佛像、佛珠、佛经，有关诵佛、念佛的物品、饰品，无处不在。村子里有着各种充满神秘的图腾，荒原中的玛尼堆，经幡飘动，都反映出藏族群众对“佛”的崇拜、敬仰，对来生、后世寄托的期望。喇嘛四处“化缘”，走到哪里，来到哪家，都会有所收获。据说如果你什么都不给，他们会在你门口撒上几堆糌粑，念经，示意你会死，会被鹰把你的肉体和糌粑一起吃掉。所以有到我们门口“化缘”的，哪怕给一分钱、一块糖、一个馒头，他们也会感激不尽。这些游走四方的喇嘛、尼姑不少，有时星期天在家休息，常会一连碰上几拨人。

我曾在西藏山南见过稀世珍宝——珍珠唐卡，据说在西藏当时也是绝无仅有的。整副度母全由一粒粒珍珠串连缝制而成，生动、美丽、洁白、神圣，令人过目不忘。

我曾在山南见过一个很小的尼姑庵，上下两层楼，仅一位比丘尼，楼下仅三四平方米，设有供奉的菩萨及打坐的蒲团。楼梯狭小，上面也是一间几平方米的修行的屋子，比丘尼把整个“庵”里擦拭得一尘不染，可见她的心地虔诚。我有幸听到她轻轻吟唱，余音袅袅、婉转动人，蓝天、白云、草原及爱情……当时我还挺奇怪，为什么出家之人会歌唱“爱情”，其实她是在歌唱一切美好的事物，而一切美好的事物都值得歌唱！

蘑菇中毒

在西藏，采蘑菇是我们夏天最喜欢的事。西藏不分四季，秋冬季干旱，而夏季多雨。最有意思的是几乎每天晚上一场雨，第二天一早又艳阳高照，天空碧蓝，空气清新。有时一连几晚下雨，树林里的蘑菇就会长得又大又壮。赶上休息，结伴去江边树林采蘑菇，又好玩，又快乐，又有收获。但吃蘑菇中毒也大有人在，我们刚到专区医院时，就发生过一例毒蘑菇中毒致死的病例。可我们采蘑菇次数多了，老同志都一一教会我们怎样区分识别蘑菇，所以我们信心满满，总觉得这事不会发生在我们身上。

有一次我和老胡去采蘑菇，改善生活，由于几场大雨，收获颇丰，一人一书包，一上午就采了十几斤，个个都是又大又白，绝对“无毒”，这种蘑菇我们吃得多了。回来后，我们把它清洗干净，加一个猪肉罐头煮了一高压锅，别提有多香了。可吃着吃着，老胡说他出虚汗，又流口水，很快就视物不清，眼发花。没等他说完，我也开始出现症状了，这些明显是蘑菇中毒的反应，只是他吃得多而快，所以症状出现得早而已。我俩赶快自救，“鸡毛探吐”，用筷子捅嗓子眼，把刚吃进去的美食全吐了个干净，又赶去门诊，一人一支阿托品打进去，症状明显改善，打了两针基本没事了。我们挺奇怪，过去吃同样的蘑菇从没中毒，这次怎么会这样？有经验的四川同事告诉我们，蘑菇即便是无毒的好蘑菇，也多少有点“微毒”，我们这次采的蘑菇量太大了，可能没弄得太熟，才有这个结果。好香一锅蘑菇肉，我俩都不敢再吃了，全倒掉了。如果早知道这些，做之前应该焯一下，或者晒干了慢慢吃就好了。

这一年，在列麦插队落户的 4 个大学生抽调上来了，在山南专区分配了工作。小张是和我们关系最熟的一个，是学建筑设计专业的，所以分在专区设计室工作，搞她的专业。她这人到哪都踏实能干，不多言不多语，很快就得到周围人的一致好评。同时她有头脑，待人诚恳，所以上来不久就融入到我们这些进藏大学生之中了。

夺命“肺水肿”

西藏海拔高，我们山南地区的海拔平均为 3600 米以上，高寒缺氧，使很多人“望而却步”。我和老胡每次进藏，家里也有所担心，老胡血压不稳，每次都要特别准备一些降压、强心、利尿的药物，以防“肺水肿”。但是，还好，基本上都没出过什么大的问题。我在学校是中长跑运动员，心肺功能特别好，所以每次进藏基本都没什么特别反应。但是对于年纪较大的人，有时还是会有较明显的缺氧反应。记得江苏医疗队刚进藏时，几位五十几岁的老大夫，都先后出现了胸闷、气短的症状。守着医院，条件方便，都在内科住了几天，吸氧、强心、利尿，防肺水肿，效果很好，但当他们的同事来看他们时，开玩笑说了一句:“你们是想在这儿天葬呀还是水葬呀?”结果说得几位老同志还挺伤感，有人还真掉了眼泪。想想这也不是空穴来风，每年因高原“肺水肿”都会有人失去生命。记得刚进藏不久，地委刘书记的警卫员，才18岁，身强体壮，刚从四川返藏，下了飞机就有些感冒症状。书记让他去医院看看，不能大意，别闹个“肺水肿”。警卫员听从了，自己从地委走到医院看病，到医院后就出现了明显缺氧、呼吸困难等症状。很快收入院，进行抢救，几位主任、专家全上了，经过一天一夜的抢救，最后甚至直接输液“双氧水”，也未能挽救住这个18岁小伙子的性命，还是因“肺水肿”心力衰竭死亡，后来眼球都水肿。想想真是为他惋惜，同时也真的体会到西藏高原缺氧，对人体的损伤确实凶险。

肺水肿主要的原因就是高原缺氧，肺毛细血管中大量含蛋白质的液体渗出到肺泡里，黏稠集聚的物质，在肺泡壁上形成一层膜，阻碍了肺泡壁的毛细血管中的红细胞与肺泡内的氧气结合，加重缺氧，造成呼吸、循环系统衰竭，以致全身各脏器的衰竭。尤其是肾和大脑功能的损伤，有时，病情发展急速，往往回天乏术。

再次休假

一转眼，在藏工作又是一年半了，我们用歌声迎来了20世纪80年代的钟声。新年一过，我们就着手回家休假，这回还是我们俩第一次一起回去休假，一想到能见到快两岁的女儿，心里别提有多高兴了。听家里人来信讲，女儿语言能力挺强，汉字会认一百多个，更让我们心急如火，想一下飞回北京早点见到聪明可爱的女儿。

因为一块儿进藏的同学，都差不多到了休假时间，大家都希望在家过春节，我们就把“家”托付给了小张，她刚抽调上来，还没到休假时间，托她管家是因为在西藏都住平房，房子里是土地，怕的是老鼠成灾。上一回休假没防着这一手，被褥都被咬了。我们平时在家，各种自制的捕鼠器，几乎每天都能抓到大大小小的老鼠。直到后来我们养了一只猫，才结束了老鼠的骚扰，但那是后话了。

小张那时正和群众艺术馆的画家小韩谈朋友，我们医院正好在他们两个单位的中间，所以我们家也成了他们“爱的小巢”，可以说他们的恋爱史就是从我们这个“家”开始的。后来他们真的结了婚，成了家，怀孕期间，画家小韩在中央美术学院壁画系进修，小张也就住在北京我家里。

由于赶回家过年的人太多，机场招待所住满了人，我们只好到贡嘎县招待所住下，第二天再去机场“磨”机票。机场就在贡嘎县，所以在这里找机票比在专区“坐等”更有希望。每次休假，找机票都要大家各显神通，可谓一票难求。县招待所没有单间，县医院同志帮忙，专门给我俩腾出一个“小单间”。那天晚上没有太多的事，天气又冷，我们早早睡下了，没有取暖设备，我们就把原来四张床上的被子全用上了，两张床一拼，搭了个双人床。

睡到半夜，老胡突然从噩梦中惊醒，抱着我大哭起来。这真把我吓坏了，我知道他是性情中人，看书、看电影、听音乐、读一首好诗，他都会热泪盈眶，但这样号啕大哭，是我从来也没见过的。我劝慰了半天，他才慢慢从噩梦中缓过劲来，紧紧抱着我不松手，说他梦见我得了“麻风病”。西藏确实有这病，我们病理科就给贡嘎县公安局的一位同志诊断出这个病。为了慎重起见，还经北医做了会诊，可能白天和县医院同志聊起过此事，他才有这个梦。梦见我满脸长满瘤子、大疙瘩，成了“狮子面”（典型的麻风病脸），人们把我隔离起来，不许他见我。这才让他痛哭流涕，如此伤心。直到完全清醒了，嘴里还在不停地说：“你可千万别离开我，我离不开你。”

我安慰他、拍着他、哄着他直到他再次入睡，但我却一点睡意也没有了。往事一幕幕涌上心头：记得1974年，他在北医运动会上，掷铁饼得了冠军，学校奖励他一本蓝色日记本，他把这个日记本送给了我，我本来不打算要，但我看到上面写了这样一段话：

你的特点：能看到金钱以外的东西
你最喜欢的：红色
你最讨厌的：乌鸦
你最具有的：热情
你最需要的：感情
你最高兴的：使别人高兴
你最痛苦的：别人的不幸
你最崇高的：理智克制嫉妒
你最不能容忍的：寄生虫

你最看不惯的：虚头巴脑
你最看不起的：欺软怕硬
你最鄙视的：损人利己
你最能理解的：做母亲的心情
你最能掩饰的：内心痛苦
你对幸福的理解：内心共鸣

那时我们并没有谈朋友，只是平时聊得来，这段话深深地打动了我，我感到他是真正懂我的人。但因为在谈恋爱的问题上自己感情上受过伤害，何况他年龄比我小两岁，不想让他在我这耽误自己，所以对他的真诚，给以冷淡的回报。我曾经有很长一段时间不理睬他，但在学校上课每天都能见面，实习又同在北医三院，有时还常在一起出黑板报，有很多接触的机会。我能躲就躲，好朋友刘爱民，因为我们出身相同，兴趣相近，很知心，她觉得老胡在我们1975届同学中也算个才子，我不该拒绝他。

1975年春节，妈妈来信让我放假前在城里办些年货，带回家里过节，当时我正在用墨汁刷黑板，没法拿信，他和我一起出板报，就帮我拿着信，直到我洗完手看过信，顺嘴说了一句："我手里可没多少钱了。"说者无心，听者有意，中午他去宿舍找我，给我拿了一些钱，让我先去买东西。我哪能拿他的钱呀，坚决不要，正在楼道里推来推去，同学小宁子走过来咋咋呼呼地嚷着："这钱你们俩不要我可拿走了。"为了不造成更大的"影响"，我只好先把钱抓到手里，连谢谢都没说抱着洗衣盆钻进洗漱间。

春节后我准备还钱，可他竟然一周没来上课。等见到他还钱时，看他挺不高兴。我以为是我钱还晚了，谁知道他不高兴的原因并不在钱上，而是节前，他看到我母亲给我的来信，地址：八大处甲一号，认为那就是我家的地址，所以给我写了封信，约我春节期间去“紫竹院公园”聊聊。可他哪知道那个地址是北京军区的地址，里面几百座楼，他不知道楼号，所以我也不可能收到这封信。他气就气在以为我收到信，不去赴约也不通知他，让他大冬天在紫竹院公园门口白等一上午，冻感冒了，所以一周没来上课。我了解了情况，解释了我根本不知道有他这封信的原因，但这件事逼着我跟他彻底摊牌：理由就是，同学有的是，何必找一个比他还大两岁的人？他挺痛苦，送了我一首诗，是他生病期间为我写的：

青山恋

平生初见山，色新姿万千。
仰慕青山景，催我向山前。
观你青山色，细听清水泉。
色色生机茂，滴滴浸心田。
山绿育春色，花繁鸟儿钻。
弓弦一声响，只只争飞窜。
心高任鸟飞，鸟飞山自单。
风雨折你枝，冰雪处处寒。
唯尔青山志，心高彩云间。
颂汝为他心，慕你无私言。

再观群山峰，越发春色艳。
爆发心中火，面你吐真言。
怎奈笨拙腮，心盛口偏单。
只有一句话，心中卷狂澜。
群山空无声，独有水声潺。
无声对无声，空倚林山前。
叹我无大志，息我才疏浅。
可有心一颗，为何你不言。
当我万山鸟，总有拍翅愿。
疏知痴鸟痴，卸翅扔山涧。
掉翅蓬头鸟，步步山林转。
饥食林中果，渴饮山间泉。
昼随溪水唱，夜伴星眨眼。
睁眼点点绿，闭目青青山。
幻思将来景，等待那一天。
山欢林葱郁，鸟唱心中甜。
终日寻依傍，夜梦今有缘。
独有青山意，唯有青山恋。

老胡这首诗，深深地打动了我，发自他对我的理解，发自他对我的爱。对于他这颗心，我真是不忍再次拒绝，不忍再次伤害。也正是这首情真意切的诗，让我们的心连在了一起。这么多年，他确实做到了他诗中所表达的一切。我为能有他这样一个懂我、爱我的丈夫而感到幸福，更珍惜我们这来之不易的“家”。望着月光下他熟睡的脸，泪水盈满我的眼眶。

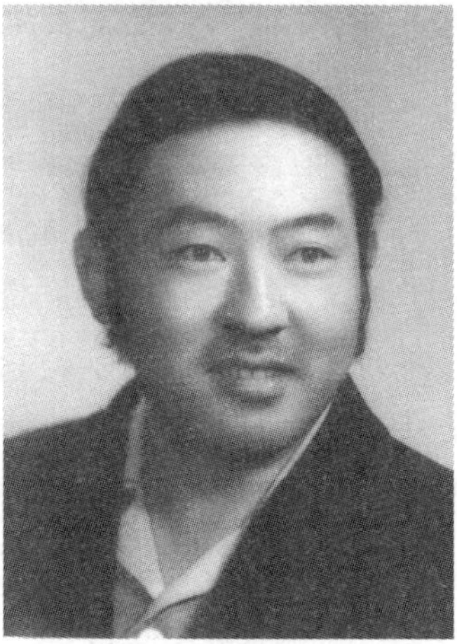

老胡中年“得意”照

几拨休假的山南同学，先后在成都聚齐。我们两口子住在峨眉电影制片厂我哥嫂家中，同学们有些住峨眉电影制片厂招待所，有些住自治区招待所。我们这群援藏干部，到了成都真有点“饿虎下山”的感觉，见什么都好吃。吃了“汤圆”吃“抄手”，什么“三合泥”“夫妻肺片”，听说过的都尝了个遍。直到我俩都上了火车，还花 30 元买了两只大烧鸡，甘蔗、橘子、瓜子之类也买了一大堆，火车一开就开始吃起来，一会儿瓜子皮、鸡骨头、甘蔗渣子就是一堆。乘务员几次来帮我们清扫，弄得我们怪不好意思的。当知道我们是从西藏回来休假的，对我们这份“胡吃海塞”也能理解了。

西藏高原缺氧，人的食欲差，加之供应极贫乏，那时可没有通火车，运输主要靠汽车往里拉。新鲜的蔬菜、水果经不住一路的损失，空运的东西少而极贵。老胡刚进藏那块头，在学校号称“胡大胖子”，进藏后掉了足有三四十斤，我生完孩子回西藏不到半年也减了将近四十斤，高原真是个减肥的好地方！（老胡瘦了，在西藏十年，血压一直正常。）我们的工资虽比内地高一些，有高原补贴和边疆补贴，但很多食品、物品的确匮乏，只要有，援藏干部基本上都是成箱地买。

说起水果，西藏的苹果可是特别的好吃。记得下乡前，正赶上苹果收获的季节，我们托人买了几箱苹果，不知什么原因，人家把几箱参展的红香蕉苹果错给了我们。那苹果又大又红，可能是雨水少的原因，水分虽不多，但特别甜。“文革”前，爸爸带回的印度苹果也是这样，水少而极甜。年年我们买几箱苹果就能吃上一冬。到来年开春，青黄不接的时候，这些苹果更显得珍贵了。

小捷趣事

回到北京，第一件事就是去见女儿。她在婆婆家，所以下了火车我们就直奔人民大学。第一眼看见女儿，长得特像老胡，活脱脱一个“小胡廷瑞”，留着短短的小分头；大眼睛，鸭蛋脸，棱角分明的嘴，全是胡家人的特点。老胡高兴地举起孩子说：“这才叫不是一家人，不进一家门呢。”说起老胡的“嘴”，丰满有形，很多藏族妇女都说他的嘴好看，列麦有个“阿加拉”总说要跟我换“阿古拉”（老公），虽说是些玩笑话，说明他还是很有特点的。

我俩见了女儿，激动不已，她却显得格外沉静，稍有些害羞。爷爷、奶奶让她叫“爸爸”“妈妈”，她指着墙上我们的照片说：“爸爸妈妈都是大虫子。”这句话说了好几次，谁也翻译不出她什么意思。直到现在，我偶尔问起女儿，连她自己也说不清楚，为啥小时候觉得爸爸妈妈都是虫子呢？

晚上女儿跟我们熟一些了，但跟我睡觉还不习惯，尽管跟我亲亲热热躺在被窝里，还是用小手小脚抵着我，不让我靠近她，弄得想跟孩子亲热的我挺伤心、失落。过去常听父母讲，战争年代，哥哥、姐姐都寄养在老乡家，所以跟父母总不那么亲。我怕我女儿也这样，尽量哄着她，直到一周后，她才知道和妈妈“紧紧地搂在一起”。

孩子爱听故事，爱听唱歌，我们俩就轮流给她讲故事、唱歌。她常在床头模仿别人“弹钢琴”，还会翘着小屁股倒着走，学别人“滑冰”（这是在电视里看到“花样滑冰”学会的）。我抱她时间长了，告诉她我手“酸”了，她天真地说：“让我舔舔”，舔一下之后，认真地说：“不酸啊？”原来她以为是有酸味了，闹得我俩都笑了。有时老胡拿糖逗她玩，要吃糖就“求求爸爸”，女儿倒是来得快，她说“方方爸爸”，她把“求”理解成“球形”了，所以马上来了个“方方”，小脑袋瓜还怪聪明。爷爷、奶奶年纪大，爷爷患血栓后出去不方便，常陪她坐在床上认字，她能识很多汉字。可能是经常和爷爷、奶奶待在屋里的时间比较多，她竟然一出门就害怕，尤其是晚上坐公交车，总是害怕地说：“有狼、有大灰狼”。爷爷、奶奶比较安静，她比较习惯，一去我们家，我爸的大嗓门，总让她紧张，门一响，她也会吓一跳，胆子特别小。

为了弥补她缺失的爱，我们常抱她出去买玩具、买衣裳。爷爷、奶奶难得带她去公园，我们找了个好天气，冬天零上五度，还没什么风，去中山公园、天安门转转。在儿童游乐场，开始什么滑梯、攀登架、秋千，她从没玩过，有点怕，后来我们扶她玩了几次，胆子就大起来了。在攀登架上爬上爬下，钻进钻出，弄得满头大汗。然后又去荡秋千，推来推去，汗没了，也受了凉，出门还吃了根冰棒，坐车回去时又睡着了。里外里一闹，晚上孩子就高烧到 40 度，干咳，爷爷、奶奶吓坏了。孙女在他们手里，快两岁了，一次也没病过，刚跟我们玩两天，就病成这样，老人能不急吗？

由于孩子咳的声音不对，老胡说是喉炎，要马上去北医三院。好在人民大学这方面很方便，叫了急救车，去了北医三院急诊。老师们都说来得及时，诊断一点不错，就是“喉炎”。再晚点，孩子会因为喉头水肿造成“窒息”。急诊大夫马上给用上激素，我们俩守在身旁，提心吊胆谁也不敢合眼。一夜下来，到了早上，孩子体温退了，咳嗽也减轻了许多。她睁开眼睛，看到我们，甜甜的一笑，让我们一夜的担惊受怕、一夜的辛苦全消失了。

从那次生病之后，她明显成熟了一些，妈妈说孩子病一次就会懂事一些。那年春节，我们是在军区大院和人民大学两边跑，先在我父母家过了大年三十，初一下午赶到人民大学。那天去人民大学，坐车挤车倒车，到他家都快晚上 6 点了，一大家人等我们过去聚餐，我们都很着急。一路上孩子总要人抱，可就不要爸爸抱，他不会抱孩子，背着吧，他腰又太粗，孩子腿劈着不舒服，所以她就要我抱。可我本身腰就不好，又穿着高跟鞋，下公交车走到他家——人民大学“静园”小区也要20分钟。冬天，都穿得多，孩子也显得特别重，累得我满头大汗。他怕父母兄妹等着着急，还一个劲催我快点，嫌我走得慢。我觉得特委屈，一进他家门就掉眼泪了，她两个妹妹都来劝我，越劝我越委屈，哭得越伤心。最后还是女儿“解了围”，她说“妈妈不哭”，用手拿了张纸巾捏着我鼻子，想给我擦鼻涕，可自己却一使劲弄出一堆鼻涕，逗得大家全乐了。看到她那份天真可爱，我也破涕为笑。

春节总是在兴奋、忙乱、躁动中度过的。虽然也累，但一家三口的团聚更让我们感到幸福。每当看到女儿从老胡手中接过一根“棒棒糖”，或一袋甜米花时那开心的一笑，老胡都会高兴地把她高高举过头，他的笑声和女儿咯咯的笑声汇成一支欢乐的歌。我有时会开玩笑地说他在女儿面前“买好”，忘了春节时把孩子的手给炸了：

春节时家家放鞭炮，女儿看着好玩，拿个“小鞭”也要放。老胡给她点着了，叫她扔出去，可她看到冒火花也许好看，就是不肯撒手，眼看爆竹快炸了，老胡急了忙用手去打，谁知孩子一害怕，手和爆竹全缩进外衣的袖筒里。爆竹在袖筒里炸开了，孩子哇哇大哭，手上炸起了四五个紫血泡。老胡忙把女儿的小手含到嘴里，抱着孩子往家跑，受到全家人的批评。他自己也挺伤心，这回我旧账重提，弄得他挺不好意思。女儿在旁边学我生气的样子：一拍手、一叉腰，嘴里还“哼”的一声，把我们俩全逗乐了。

3 月 4 日，女儿两岁生日。

3 月 6 日，我 32 岁生日。

3 月 8 日，老胡 30 岁生日。

我们三个在“莫斯科餐厅”买了奶油蛋糕，和全家人一起祝贺我们的生日。每当看到一家人欢欢乐乐，看到女儿这么可爱，心里真是百感交集。那天在人民大学，我们大人围着桌子吃饭，小捷在下面走着、转着。不知是谁说了句：“怎么这么臭啊”，看见地上有一节大便，再去看小捷，她开裆裤里竟然还有两三节。原来她看见我们在吃饭，想大便又不敢说，弄得我们全都去“对付”她了，饭也没吃好。尤其是前两天，一个场景，让我好伤心：女儿在门厅里，一根手指划着墙壁，边走边说：“爸爸妈妈要回西藏去了，生小弟弟去了，不要小捷了。”她可能是记住了谁逗她时的玩笑话，但这话从两岁的孩子嘴里说出来，就另是一番滋味了。我们想带小捷进藏，和家里人商量了几次，遭到一致反对。怕孩子受不了高原缺氧，怕孩子营养跟不上，最后决定把孩子全托到爸爸厂里的幼儿园。告诉小捷要送她去幼儿园，她不懂，以为是去“动物园”，可高兴了，每天喊着去“北影厂动物园”。为了能让她适应幼儿园的生活，我们锻炼她自己吃饭、穿衣，做了一段时间的准备。

对于北京电影制片厂幼儿园，我并不陌生，我和弟弟从小就在这个幼儿园长大的。按说挺有感情，所以才选择了那里，这样小捷就从爷爷、奶奶手中，转交到姥姥、姥爷手中。每周她会坐姥爷的车去北京电影制片厂，由司机小袁送到幼儿园，周六再由司机接回来，和姥爷一起回家。一个刚两岁的孩子住全托，我真是不忍心，实在舍不得，但家里4位老人3个还在上班，爷爷患脑血栓后行动不便，这也是没有办法的事。何况我们从小也是全托，心想孩子在幼儿园总能学到些知识，也就硬下了心肠。

但女儿不知道在幼儿园受到什么惊吓，每周回姥姥家，晚上和姥姥睡，半夜总会惊醒，大哭不止，几乎每周回来都是如此。往幼儿园送就更难了。司机小袁说他听小捷哭得那么可怜，真不忍心送了。后来我弟弟、姐姐、她大大、姑姑、姑父都轮流送过孩子，谁都不忍去第二次了。她可能心中的委屈太多，别人都有父母，都能和爸爸妈妈生活在一起，而只有她没有这种亲情。别的小朋友晚上都回家，只有个别几个孩子回不了家，有时甚至只有她一个孩子。她太小，委屈说不出来，只有用哭的方式来表达。这些情况都是后来从妈妈、婆婆的信中听说的。每当看到这样的信，我都会掉眼泪，老胡虽不说什么，但我知道他心里和我一样难受，只是男儿有泪不轻弹。多年后，女儿也有了自己的儿子，她说，她一定不让孩子离开她身边，不能再让她的孩子也受自己小时候，父母不在身边的那种“委屈”。

乔迁新居

本来就要动身返藏，文化部落实政策，给爸爸在木樨地22号楼分了一套170平方米的房子，设备条件在20

世纪 80 年代初也算是最好的，当时号称“部长楼”。为此我和老胡成了搬家和打扫卫生的主力军。

说起我家住房，“文革”前在西城区一个非常传统的四合院内，全院共住 9 家人，都是文艺界的领军人物。“文革”中我家被十几次抄家后，原来的 14 间北房，住进了 5 家“革命群众”，只给我们留下两间房，所以全家就搬到妈妈在军区大院的房子。对当时被批判的爸爸来讲，少了抄家之灾，军区大院可不是想进就能进的。城里两间房借给帮北京电影制片厂改编剧本的作家李准同志暂住。我们这次搬家，有从城里拉的家具，有从军区大院拉的东西，还新买了一些家具，所以又是收拾整理，又是挑选家具，又是打扫新家，最后是搬运和整理，没让父母操一点心，全是我们几个孩子忙乎，很快就把新家布置了起来。从此后，父母一直生活在这里安享晚年，这也成了我们北京的“家”。

新家乔迁之喜后，就是忙弟弟的婚事。我们三个大点的孩子，全是在“文革”期间结的婚，当时父母的情况，社会的情况，各种限制，谁的婚礼也没大操大办过。借乔迁新居，我们为家里最小的弟弟热热闹闹在家办了场婚礼。以“自助餐”的形式，办了个舞会。原来军区大院一些朋友，和父母老战友的子女全来了，还有双方的家长，及弟弟和弟妹单位的同事。大家尽兴地吃，尽兴地乐，愉快地跳舞、唱歌、聊天，场地大了确实不一样，好不热闹。可不知为什么，我和老胡总感到，和过去这些朋友聊天，好像聊不到一块。我们在西藏，与内地改革开放的大环境有些脱节，人家谈的是出国、考研、做生意，而我俩被认为"左"得可爱。他们的谈话，我们根本插不上嘴。我们当时压根儿想不到出国，能回北京和父母、女儿生活在一起，对于在西藏工作的我们就知足极了。看着父母宽敞明亮的房子，精美淡雅的壁纸，富有弹性的地板，双卫、厨房宽敞、舒适实用。而我们在西藏的家，墙皮脱落，土地上一点水泥都没有，与北京的家天壤之别。但我们在西藏时人感到充实，而在北京却总有一种找不到自己的"位置"的感觉。

返藏途中

我们按时起程到成都，节后返藏大军又使得机票难求，我们挂上"号"，一天天无所事事，在成都东溜溜、西逛逛，和峨眉电影制片厂的堂哥去坐坐茶馆，闲得难受，想回北京看孩子。爸爸知道我俩一时进不了藏，告诉我们北京电影制片厂有个剧组在成都，如果我们没别的安排，可以跟剧组去乐山、峨眉山转转。

这主意太好了，我们马上和剧组联系上，与摄制组在车站会齐。我从心里羡慕那些演员，父母原本也希望我从事文艺工作，但十年"文化大革命"，文艺界遭受史无前例的摧残，十年文艺院校不招生，而我的青春和理想也随岁月付逐东流，内心多少有些遗憾，但我更珍惜我现在的职业。艺术更是年轻人的职业。

在乐山期间，我们和演员同吃同住，看到演员们很能吃苦，为了练习武打功夫，常常累得筋疲力尽，浑身大汗，身上青一块、紫一块，却从不叫苦，从这点，我仿佛对他们又有了更深的认识——为了每一个角色，每一个形象，付出的比常人想象得更多、更苦。

拍摄第一天，是拍一个乐山大佛的全景，需要有游人在大佛前观看、走动。导演希望有那么“一对儿”，可以显得更生动一些。当时就用喇叭筒把在外观看的我们两口子叫进场，让我们挎着胳膊，打着洋伞，在大佛前观看、走动。据说第一个镜头是从我们俩开始的，一直向上拉，呈现大佛全景。但可惜的是，爸爸在审片时，一看我们俩，我带着电子表，穿着微型喇叭裤，爸爸立刻让把这些镜头剪掉，理由是不符合年代特点。

我们借这一难得的机会游遍了乐山，并抽时间去了一趟峨眉山。峨眉山确实秀美，一路上到处苍松翠柏，绿竹茵茵，溪水潺潺，我们为了省时省力，坐车到后山，先去“洗象池”，然后经“七里坡”上“金顶”。再从“金顶”下山经“九十九道拐”到“报国寺”出山门。路难行是可想而知的,“七里坡”顾名思义,要走七里长的台阶，我和老胡头顶烈日一级级往上爬都气喘吁吁，竟然看到一个没有双腿的残疾人，年龄也就二十来岁，身背长长的佛香，用双手各撑一个木质小板凳，可以说是用双手一步步“爬”上金顶。我们很难想象他将怎样下山。

据金顶的老和尚讲，经常有人看到佛光后会纵身跳下去，以求来生。我们运气不佳，上金顶两天，一直云雾缭绕，小雨霏霏，更别说看佛光了。我们在寺庙里吃，在寺庙里住，除了参观宏伟的寺院、佛堂外，就是借吃斋饭的机会和寺院的出家人聊天。当他们知道我们来自北京，要进藏工作，对我们特别照顾，专门请我们吃了一种叫“地衣”的食品。据说是多雨、温暖潮湿的峨眉山的特产，味道有点像木耳或银耳，但又是呈蜂窝状，一片片生长，用油和菇类一起烧，别有一番风味，至今想起来都满嘴香。

由于时间关系，我们决定第二天下山。谁知天刚亮，竟是一个上好的大晴天，太阳还没出山，第一件事就是往山头上跑，去看佛光。这是最佳时间，两天的小雨，空气中水分充足，阳光照在水蒸气上，形成一个个圆形的“虹”，似隐似现，这就是常说的“佛光”。但时间并不长，很快一片云挡住了太阳，佛光也就消失了，再想见佛光又不知要等多久。一直到下山我们也没有再见到那残疾青年，不知道他是否也看到了这佛光……

经“七里坡”下山，因为下雨路滑，又在“洗象池”住宿一夜，这一夜被庙里的大耗子闹得半夜不敢睡觉，只见它们上蹿下跳，飞檐走壁，全然不怕人，似乎告诉你，这里是它们的天下。天一亮，我们“赶紧跑”，别看我属“鼠”，可是平生最怕的就是“老鼠”。

上山容易下山难，这次我们太有体会了。那“九十九道拐”就是九十九道石头台阶，每道拐也得一两层楼高，每一个石阶又高又陡又滑，更可怕的是一直有“大青猴”相伴相随，它们之大，出乎我们想象。因为之前老和尚告诉我们，大青猴“好色”，让我别穿红衣服，老胡把他的蓝夹克给我穿上。可见了“大青猴”我还是紧张，脚下一滑，一屁股坐在石阶上，倒把旁边一只“大青猴”吓了一跳，它和我并排坐在石阶上，比我还高半头，呼噜呼噜喘着粗气。我真怕它伸出爪子抓我一把，忙把手里准备好的一袋糖果点心，一下子连袋子都扔出去老远，“大青猴”只顾着追吃的,向远处跑去。老胡忙把我揪起来，两人“落荒而逃”。在山下碰到金顶同住的朋友，他们没能看见佛光，比我们早一天下山，也是在九十九道拐被大青猴咬了一口。我忙劝他到县医院打“狂犬疫苗、破伤风针”，他开始不介意，但后来听我们劝还是去了，预防总没有坏处。山上的大青猴就是被游客惯坏了,抢吃的，会翻包，所以经验是：你不能让它看到你从包里往外掏吃的，东西提在手里，喂完了拍拍手，它们知道没有了，就不再找你要了。这两口子就是这儿出了“岔子”，猴子见他们从书包里拿饼干给它们吃，后来喂完了，猴子可不信，就抢包，不给包就咬人，事情就这么突然地发生了。

峨眉山各山头有很多寺庙，各个都有特色，进山门的“报国寺”更是壮观。当我们坐车往回返时，回头望望云雾笼罩的峨眉山上的金顶，真不知什么时候能有幸再到此一游。

由于峨眉电影制片厂的堂哥托关系，提前为我们买到进藏机票，我们匆匆向摄制组告别，返回成都，再次登上进藏的飞机，回到山南人民医院，开始新的工作。

第六章　在改革开放的春风中

职称评定

进入20世纪80年代，改革开放的春风吹遍中国大地，党中央为中国的改革绘出了蓝图，指明了方向。各行各业在这个大环境下，理顺思路，发展，创新，为建设富有中国特色的社会主义而努力。与此同时，在学术界、科研单位，及医院的职称评定工作，也在一步步落实。我们这批“文化大革命”特定条件下的“工农兵大学生”的职称评定也出现种种说法。很多同学为了改变身份，报考研究生。老胡英文基础较好，我希望他能走继续深造的道路，也报考研究生。但我父母认为，已经下到基层，看到边疆缺医少药的现实，还是应当留在西藏，切切实实为边疆少数民族地区做些实际工作，因此老胡打消了再考研究生的念头。其实我一直挺替他惋惜的。

说起学医，并不是老胡的最爱，如果有机会他会搞体育、美术或音乐，他曾对这些都很有兴趣。但“文革”期间，志趣再多，往往不会以你的意志为转移，偏偏让他上了医学院。在北医一、二年级时，他多次想转学，可并不那么容易，都没实现。爱上医学专业，还真是在进藏以后。特别是在20世纪80年代以后，院里的医疗诊断，以及治疗水平随着“病理”“B超”“胃镜”这些科室工作的开展，而得以大大提高。随着院里诊断、治疗、科研工作的深入开展，他在实际工作中的能力也得到锻炼。不论对疑难病的诊断，还是抢救工作及时处理的能力，都受到科里、院里的肯定，所以他学习的兴趣更大了。因为他英文底子好，初中在北京一〇一中学就打下很好的基础，在北医，也常得到英文老师的夸奖，发音正确，词汇量大。当西藏也能获得更多外文资料后，他的一些专业译文都得到院里牟大夫等高年大夫的好评。刚进院时，他在工作中的消极影响，也随着他的进步、能力的展示而越来越被淡忘了。更富有戏剧性的是，在内、外、妇、儿各科大夫职称评定中，老胡是被公认的第一名。他自己感慨万分，每每回忆起刚来时在全院做“检查”，和这次的职称评定，群众和领导，两次截然不同的反应，正是他这几年来加倍努力的结果。

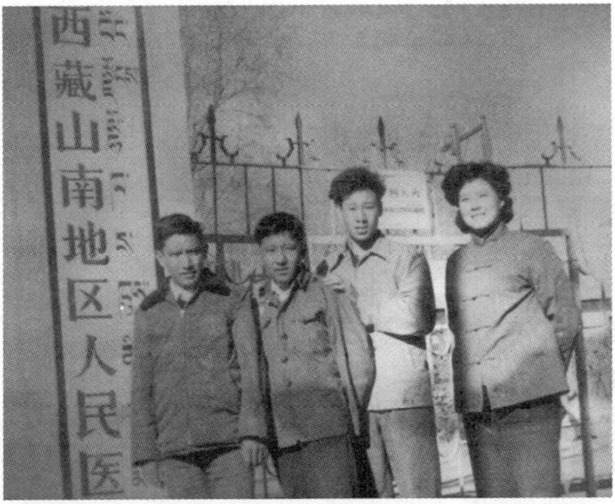

我们病理科成员：高个子是白马次仁，左一是赤来格桑

在职称评定中，我因为独立建立了病理科，又有在北医进修一年的资历，同时这几年病理工作的开展，为医院诊断、治疗工作以及科研工作的提高做出了一些努力，都得到院里各科室及领导的肯定，所以也顺利得到医师资格。

林芝出差

医院的学术风气越来越浓，院里为了把在评职称工作中一些好的论文、译文汇编成册，派我和护士长小戴一起去林芝“八一印刷厂”印制。任务来得突然，我把科里的工作向赤来格桑作了交代，便和戴护士长动身出发了。

我们搭车去拉萨，再找车去林芝。戴护士长是“老西藏”，她丈夫又在军分区工作，所以路子“野”，全靠她,一路找车才能顺利到达林芝。虽然已是5月初的天气，但经过米拉山时，还是赶上了大雪。由于大雪纷飞，山路又窄，两辆车对开也得慢慢通过。我们的车从拉萨开来，没装防滑链，在山顶错车时，一打滑，车头直冲山崖，幸亏司机是老师傅，及时刹住车。他忙让我们下车，一看我们坐的“大解放”完全横在路上,离山崖没有半米远，司机脸都白了，指着山坡上刚掉下去的一辆邮车，紧张地说：“你们俩还是走下山去吧，这儿太危险，出了事故，责任我可是担不起，我慢慢地下去，咱们山下兵站汇齐。”

“没得办法”，戴护士长是成都人，一口风趣的四川普通话。走下去虽然辛苦，但确实更安全。我们两个女同胞冒着风雪，深一脚浅一脚从山顶往下走，后来发现和我们一样走下山的人是越来越多，山道排满了大大小小等着翻山越岭的汽车，这段路这种情况在那个年代可能是常有的事。令人惊奇的是，当我们走下山来，看到的竟是另一番天地——5 月的林芝，草也绿了、树也绿了，桃花、迎春花盛开，尤其那半山的青松，郁郁葱葱，没有飞雪,而是被一场大雨冲刷得格外苍翠。回头望望山顶，仍是白茫茫的一片。

我们到了林芝八一镇，这里号称是西藏最美的地方。蓝天白云下是雪山，雪山下是青松翠柏，一条清澈见底的尼雅河，静静流向远方。坐在河边，眺望远山，闻着松柏芳草的清香，真像进入仙境一般。这与山南相比，海拔低了 1500 米，只有两千多米，气候四季温暖如春。印刷厂的职工告诉我们，再过一个来月，当杜鹃花盛开时，这里就更美了。满山的杜鹃花，红的似火，白的如雪，粉的如胭脂，一片一片，盖满山坡。可惜我们等不到那个时候，印刷任务我们只用了两周就顺利完成。医院派救护车来接我们和印刷成册的汇编资料，没能看到如画似锦的杜鹃花，留下了颇多遗憾，但林芝的美景，却已深深印在我们心里。

其实，我常和老胡谈起，西藏到处都让人感到美不胜收，无论是拉萨的布达拉宫、大昭寺、罗布林卡，还是山南的雅鲁藏布江，无论是贡嘎、隆子、列麦、林芝，每到一处，都会令人感叹，每到一地，都如同身在画中。无论是群山之巅喷薄而出的朝阳，还是为雪山镀上一脉辉煌的、熔金般的落日；无论是那些连绵起伏的雄伟雪山，还是雪山下仰首挺立的苍松；无论是一望无垠的草原，还是那已沉睡千万年的戈壁石滩，都会带给你无尽的想象，让你的思路放飞到很远很远。

这一次，我和戴护士长胜利圆满完成了山南医院建院以来第一期论文汇编的印制任务。论文汇编的编印调动了全院职工钻研业务、不断提高专业技术水平的积极性，使学习专业知识的风气越来越浓，同时对以后的职称评定也提供了最好的帮助。

藏汉亲情

在西藏工作多年，体会最深的就是和藏族群众的关系、和藏族同事的关系。藏族群众为人质朴、真诚，只要是以诚相待，大家很快就成为朋友。进藏前，我俩都在基层待过，我插队 5 年，他在东北兵团 4 年，和普通劳动者在一起摸爬滚打过。同时老一辈的言传身教，也早已刻在我们的心里。何况我们俩的性格开朗，爱唱爱跳爱笑，爱交朋友，更得到同事们，尤其是藏族同事们的爱戴。他们谁家有什么喜事，一定会想到我们俩，一起喝青稞酒，唱唱歌，跳跳舞，热闹一番，抒发开心的情怀。

记得刚来，在外科工作期间，在门诊遇到一个因为猪肉绦虫病折磨得皮包骨的小伙子，名叫郎嘎。年纪轻轻,但体质虚弱得一点力气也没有。他的姐姐非常心疼他，一再对我“估计估计”就是求求我救救她弟弟。我在北医三院中医科实习时，学过“槟榔、南瓜子”等几味中药能治疗猪肉绦虫，中医老师讲过一些注意事项，当时印象挺深。给这个病人用上以后，确实起了奇效。吃了两次药，病人腹痛有便意，我照老师教我的办法，让她姐姐准备了一个温水盆，把粪便拉在里面，虫体出来时不会因为受凉而断掉。如果虫体断了，这样附着在肠壁上的“绦虫头”就不会出来，将来还会一个节片、一个节片的重新长起来。而温水可以让绦虫头排出，从而彻底根治。郎嘎拉了一脸盆绦虫，我和老胡拉直了量了一下，有近 20 米长，而且可喜的是，用这种方法绦虫头节也排了出来。过去在北医看过标本缸里的绦虫，和手术中很多因绦虫肠梗阻的病例，这次用中药打下绦虫我还是第一例，成功让郎嘎姐弟高兴，我们也很开心。这在西藏也属常见病，以后无论是我还是老胡，遇到这样病例，都会采用这个方法，效果不错。

郎嘎姐弟亲眼看见了这么长的绦虫，又兴奋又害怕，更是千恩万谢。以后他们成了我们最好的朋友，只要有机会来泽当，一定会来看我们，送鸡蛋、虫草，甚至麝香给我们。藏族群众如果送你东西，你不要就是看不起他，你回送他们喜欢的东西，更是把他当成朋友。看着郎嘎一天天恢复了体力，脸色好了，能下地干活了，我们比什么都开心。那时虫草 18 元一斤，并不像现在如此天价，我们都送给了爸爸，有外宾来家里吃饭，给他们煲鸡汤吃，受到十二万分的好评，尤其日本人最认虫草。而两个麝香分别给了爸爸和妈妈，封在玻璃瓶子中，每天早晚闻一闻，芳香开窍，具有调理血压、防止老年痴呆等功效。

藏历年乐

1981 年的藏历年，也就是春节后的一两天，所以春节连上藏历年共放 7 天假，藏历年三十晚上，我们是和新调上来的邓院长一家度过的。邓院长两口子都是上海医学院毕业的，在西藏工作了近 20 年。原来在下面一个县医院当院长，我院罗院长内调后，他到我院来主持工作。因为他本身是学医的，所以比起原来当兵出身的罗院长，更有共同语言。他懂业务，自他俩来后（他夫人褚大夫在医务处），对医院业务工作抓得很紧。院里工作效益、医疗质量都有很大的改观。加之他是上海人，我父亲是江浙人，在上海长大参加革命，与他两口子也称得上半个老乡，做点吃的，口味一样。褚大夫是南京人，做的南京咸水鸭特别地道，香嫩可口。

春天时我们买了十几只小鸭苗，养着玩，还真慢慢养大了，8 只母的留着下蛋，每天下班回来捡几个鸭蛋，那份开心别提了，自己吃，送朋友吃。几只公鸭子，我们自己吃了两只，其余四五只送给褚大夫。美其名曰“送鸭子”，褚大夫的咸水鸭我们可没少吃。我还跟她学会了这手艺，回北京给爸爸展示，受到好评，成为他下酒菜中不了缺少的一道菜。

邓院长有个儿子，两口子和这儿子感情很好，孩子五六岁，一直带在身边。他们两口子也相敬如宾，孩子又聪明可爱。在他们家坐客，总能让人感受到“家”的温暖。

和邓院长谈得来，更是因为他对我们的业务能力及前途十分关心，经常会提出一些建设性意见，对我们的工作起到十分重要的指导作用。所以我们从心里敬重和喜欢他。

那天一起吃年夜饭的还有地委副书记刘书记，他是广东人。他夫人原是我们地委秘书长，内调到北京公安大学，刘书记成了“单身汉”，他和邓院长是在藏多年的朋友，因此也成了他家的常客。

饭桌上，酒菜丰富，褚大夫尽显神通，样样菜都做得精致可口。刘书记带了瓶“五粮液”，邓院长开了瓶“茅台酒”，都是好酒，入口绵绵的，十分香醇。我和老胡都爱喝，所以大家聊天，回忆往事，讲笑话，酒足饭饱，十分开心。隔壁几个藏族同事，也过来给书记、院长敬酒，我们又被他们拉去，在他们那里唱歌、跳舞，喝青稞酒，搞得很晚才回家休息。

我们刚躺下，没睡多久，就被一阵哄笑声吵醒。还没闹清情况，睁眼一看，满屋藏族同事，穿着鲜艳的藏装，男男女女，有的带着哈达，有的举着青稞酒。为首的手术室护士长，人长得身高体胖，她声音格外洪亮，捧着“扎西德勒”（一种像“斗”一样的器物，上面画上彩图，里面堆成山状的青稞粉上插着麦穗，象征五谷丰登、吉祥如意）。他们在我们床前又跳又唱，好不热闹。等我们清醒过来，才知道是藏族同事来给我们“拜年”了，可真不知道他们是怎么进来的。我俩又羞又笑，把被子拉到只露个脑袋，感谢人家的祝福。一屋子人，我俩谁也不敢起来穿衣服，只能老老实实地躺在被窝里，越是这样，人家越是不走，尤其平时老胡带的几个藏族小伙子，故意捣鬼唱了一曲又一曲，跳了一阵又一阵，一闹就是半个多小时。天还没亮，才5点来钟，知道藏历年藏族有初一拜年的习惯，只怪我们昨晚喝糊涂了，没锁门就睡觉了，他们才能“有机可乘”，大闹一番。这群人像闹洞房一样，闹了个够，才余兴未尽地向下一家走去。为防止下一拨拜年的人再来，我俩赶紧穿上衣服，也加入到拜年的人流之中。可从那天起，全院都传开了，北京来的两个大夫半夜睡觉门也不关。人都是这样，越是熟，玩笑开得越过火，每每听了这话，我俩也就一笑了之。

南京学习

在外科工作期间，就发现我们做的手术中，胃癌病人占了相当比例，而且一般来医院就诊的往往已是中晚期病人，术后效果很不理想。开展病理工作后，这类标本也是挺多，这与藏族群众的饮食习惯、生活条件都有很大关系：蔬菜少，维生素不足，是很重要的因素。美国是维生素食用大国，胃癌的发病率明显较低，冰岛人饮食中蔬菜较少，胃癌发病率明显较高。何况藏族群众的主要食品为糌粑，粗粮为主，而且很多藏族牧民过的是游牧生活，居无定所，风餐露宿，条件艰苦，加重了消化道疾病的发病。这点我也和邓院长谈过，尤其胃镜工作开展以来，对胃癌的早期诊断有很好的帮助。院里有必要就胃癌，尤其是早期胃癌作为课题深入调研，做出总结，以指导临床。院里很重视藏族群众中的胃癌防治问题，1981 年下半年，南京军区总医院和北京军区总医院，在南京举办“胃镜病理学习班”。褚大夫早早把这消息告诉了我，这真是“雪中送炭”，我们正想在这方面下工夫，学习的机会就来了。后经院里批准，病理科由我和赤来格桑，胃镜室派唐大夫一起报名，参加了这个在南京举办的学习班。让人高兴的是，自治区医院病理科隋大夫和胃镜室的王大夫，与我们想法不谋而合，也抓住这个机会，参加了这次学习班。

说起自治区医院胃镜室王大夫，也是我们北医的同学，1976 届，毕业比我们晚一年。他的夫人在北医药理教研室工作，后来去了美国。王大夫只身在西藏，起先也是在外科，后搞“胃镜”，所以在工作上多有接触，也聊得投机，这次在这个学习班碰头，对我们今后开展西藏地区胃癌普查，打下了很好的合作基础。

这个学习班办得很切合实际，从慢性胃炎的病理分级以及早期胃癌的病理分期，都图文并茂地做了很好的理论讲述，同时也有充足的胃镜病理片子示教。不仅解决了我们工作中的疑难问题，又为我们下一步开展工作打下了理论基础。学习班上、下午均有课，一般上午理论学习为主，下午则是看病理切片为主。通过看病理片，对于不是病理大夫的王大夫、唐大夫有很大帮助，使他们对我们下的病理诊断更有了新的认识。可以说，这段学习对于我们，无论是“胃镜诊断”还是“病理诊断”，都有了不小的收获。

晚上，学习班不安排什么活动，因为离得近，我们几个西藏来的大夫，常去玄武湖畔聊天散步，或去鼓楼大街逛商场。临走前，我还请王大夫陪我去了一趟画家小韩家，看了他和小张可爱的儿子，并送了一件我赶织出来的小毛外套。可惜我没想到一岁多的孩子会长这么大，估计我那件毛衣穿不了几天就得拆，就算是我当阿姨的一点心意吧。王大夫看见人家的大儿子羡慕极了，可他在西藏，老婆在美国，要个儿子也不是那么容易。

说起小张和画家小韩谈恋爱真的成功了，他们婚后，小韩先在中央美术学院壁画系进修一年，后来又考上研究生，所以一直在北京。小张每次探亲假，只要在北京，就住在木樨地我们家，这孩子也是在北京怀上的。后来总有些“先兆流产”的症状，也是住在我家养着。说起这孩子也是来之不易，如今看他壮壮实实，大脑袋像他爸，很聪明。孩子的奶奶是幼儿园的园长，退下来全身心地带孙子，在她的调教下，这孩子真有出息，两岁能识上千字，坐在火车上拿着报纸看，别人还以为孩子瞎看着玩，没想到他真能成段读出来，语惊四座，所以我们都说他是“小神童”，其实就是早期教育好。后来他真考上了清华大学，他们两口子也是感到特别欣慰。

小捷进藏

南京学习班结束以后，他们4名医生飞回西藏，而我请示了邓院长，回了趟北京。一是为科里采购些试剂、资料，二是我和老胡下定决心要把女儿接到西藏来。离开南京前，特意给爸爸买了他爱吃的咸水鸭、鸭胗肝和大瓜子。回到北京放下东西就赶到北京电影制片厂幼儿园去接女儿。当时全幼儿园只有她一个孩子，别的小朋友都被家长接走了。她一个3岁大的孩子，孤孤单单在教室外的过道里转来转去，没人看管她。当老师带着我去教室、宿舍转了一圈最终找到她时，她吃惊的样子我现在还记忆犹新。我把她抱起来，她看着我，似乎在记忆中寻找……她想起来了，笑了，轻轻趴在我耳边叫了声“妈妈”，我的眼泪马上就流下来了。算起来入托已经一年多了，但她还记得我，我紧紧地抱着她，告诉她：“妈妈带你去西藏，去看爸爸。”

在北京几天时间，为科里买了一些特殊的染色试剂，带了一些工作中拿不准的切片去北医病理教研室请教老师，花了一两天时间。小捷的衣服，很多我已在南京就为她买好，回来也只是简单地收拾一下。要和妈妈去西藏看爸爸，不再去幼儿园了，孩子别提有多开心了。

夏天的火车，尽管是硬卧，但带着孩子和不少东西，还是挺麻烦。而且又赶上四川发大水，路不通，这次没有原路返回，而是绕道行驶，一直绕到湖南。一路走一路给其他正点火车让道，结果原本一天一夜的路走了三天三夜。幸亏小捷挺招人喜欢，不哭不闹，见到男同志就叫“爸爸”，惹得人都爱和她逗着玩，大家都帮忙照顾她，带她吃、带她玩，让我也真省了不少心。

到成都又是烦劳我峨眉电影制片厂的堂哥去接站。他开始不知晚点了，没接到人又紧张得不行，后来知道晚点，可又不知道晚到什么时间，一连三天，天天一早跑到火车站等，打听我们车的下落，直到第三天才接上人，真让他操心费力。每每想起我这位多愁善感的堂哥，都打心里感激他们两口子，十年来我们每次回家探亲都要麻烦他们，接来送往，毫无怨言。这种无私的亲情，现在很少有，可惜堂哥前几年逝去了，而我们谁也没能赶过去为他送终，总感到深深的歉意。但让我高兴的是，他的大儿子后来找了个藏族姑娘结婚成家了，嫂子现在也是七十几岁的人了，一生带儿女，照顾堂哥也够她操劳的。祝她能健康长寿，这是发自我内心的祝福。这次带女儿进藏，在成都等机票时间不长，是因为唐大夫她们进藏时替我提前预定了机票，所以到了成都，我们就能很快进藏。

说起援藏干部，每次进藏大包小包，就像逃难的难民。西藏生活物资缺乏，大家都想尽量从内地多带些日常用品，尤其是食品。在北京，四姑有时间就给我们灌些香肠。每次带着她做的香肠，总是特受欢迎，味道好，而且保存时间长，更没有现在的什么防腐剂之类。除此之外，我总会带些北京酱菜、干黄酱，在西藏特想“北京炸酱面”。这次带孩子进藏，更特意为她带些吃的用的。为了方便上飞机，头天堂哥送我到成都双流机场，住在机场招待所，提前把行李托运一部分。第二天一早，五六点赶往机场，因为进藏的波音 747 飞机，每天一趟，从成都六七点起飞，到贡嘎机场也就八九点钟，十点来钟接上人又返回成都。

小捷有几天坐火车的经历，已经比较适应路上的奔波了，只要眼睛能看见我，她就安心。这是她第一次坐飞机，开始什么都挺好奇，而且也和我们两口子一样，皮实，没有什么反应。可中途我去了趟厕所，临走前我叮嘱她，坐在椅子上好好等着我，谁知她答应得好好的，可我一关厕所门，她一眼看不见我了，立刻“哇”的一声号啕大哭起来。那是一种恐惧，人生地不熟，失去亲人的恐惧，她小小年纪入托一年，那种失去父母的恐惧已在她心灵深处扎了根。每每一眼看不到我们，她都会这样放声大哭。空姐闻听她的哭声，忙把她抱到工作间，给她巧克力，给她布娃娃，把她哄得止住了哭。问她去西藏干什么，她说“去看爸爸”，等我从厕所出来找到她，她已和空姐们又说又笑了。

我们俩不到九点就到了贡嘎机场，一直等医院的车来接我们，孩子多少有些反应，人立刻就“蔫”了。我抱着她，坐在机场的路口，给她盖上件外衣，晒着太阳。盼星星盼月亮，盼着老胡来接我们娘儿俩。直到下午一点半才见到老胡的人影。

原来他昨晚值班，今天才有休息时间能来接机，可有个重病人要交班，所以错过了泽当到机场的班车。医院救护车下乡了，他只好东跑西跑找车，所以来晚了。看着孩子疲惫地睡着了，他也怪心痛的。确实，这么小的孩子就被带到这“世界屋脊”上，真难为她了。

回到医院，看来老胡早已做好迎接女儿的准备，在原来双人床对面又搭了一张单人床。他让我带孩子睡大床，他自己睡小床，屋里也打扫得挺干净，同事都说，他这两天就忙着收拾屋子，好让女儿来后有一种回家的温馨。

孩子费尽周折带来了，可我俩还真没有带孩子的经验，她的到来完全打破了一直以来我俩的“二人世界”。过去休假，和孩子一起玩得多，生活上的琐事，姥姥、奶奶全替我们想到了、做好了，一切调理得头头是道。可现在大不同了，孩子的吃、喝、拉、撒、睡，以及穿衣、洗衣、娱乐、教育，防病、治病，全得自己亲力亲为。没有经验，常常考虑不周，总有些小意外发生，给孩子带来不必要的痛苦。每每说起这些，我们都挺过意不去，老胡还真为此掉过眼泪。

首先让我们发愁的是孩子的食欲特差，一方面没什么好吃的东西，食堂大师傅做的都是“川味”，太辣，孩子不能吃。我们自己很少有新鲜肉，有时托部队上的人买点罐头，鸡蛋也不能保证，窗前小温室也就弄点绿叶子。所以每天吃饭最难办，好话说尽才吃上一口，一顿饭能吃上十口八口就算给足面子了。

孩子性格开朗，像我们俩，又爱蹦又爱跳，可能有点缺钙，特爱摔跟头，每天得两三套衣服，因此她的衣服就得天天洗。每天早上，我先去办公室，把一天的工

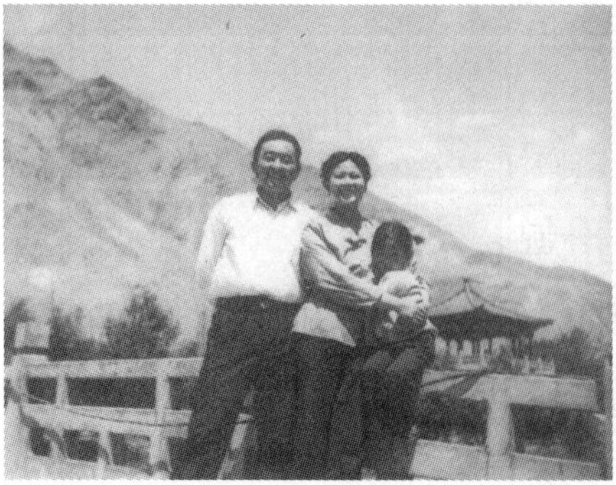

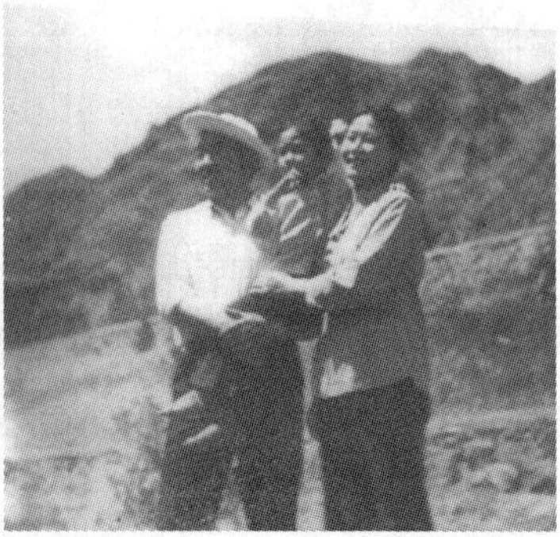

我们三人在山南

作安排一下，有些要紧的病例先看片子，发出病理报告，到十点来钟，赶快跑回家，给孩子穿衣服。那时她早醒了，在床上看书或抱娃娃。我连哄带劝把衣服穿好，洗脸、梳头、吃早点。等你刚要带她出门，不是来了屎就是又要撒尿，等你把尿盆洗好准备上班，她不是又一屁股坐进洗衣盆，或是一出门就摔得一身泥，你又得从头到脚重新换衣服。我又怕误了班上的事，心里急，免不得态度“生硬”，总是“命令式”，孩子就说“爸爸好”。说起来进藏后，我年年得先进，只有她来这一年没有评上，这点我心服口服。

老胡对孩子好，从不发脾气，但有时也不知怎么爱才好，也会闹得“乐极生悲”。他有一辆托人买的“锰钢”自行车，有一天他骑车带孩子上街，不知怎么搞的，把孩子的脚卷到前轱辘里了，幸亏当时孩子脚上穿了双新皮鞋，鞋底硬，孩子脚才没出大事，鞋飞出去多远，车条断了几根。回家看见孩子红肿的脚面，把我心疼坏了。

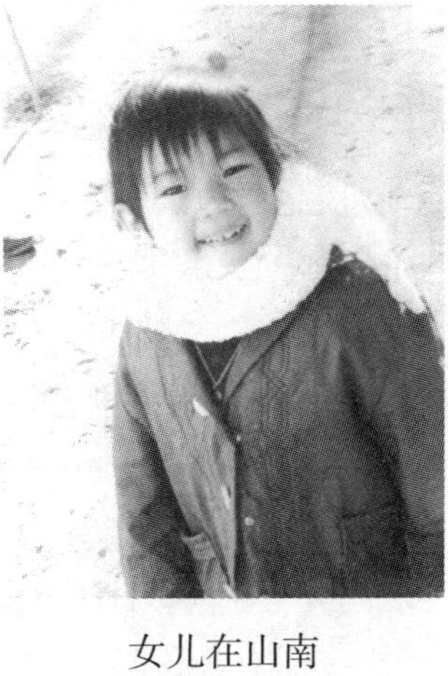

女儿在山南

还有一次，吃过晚饭，老胡蹲在地上刷锅洗碗，孩子不知什么事高兴，一阵兴奋扑到他爸背上，老胡没提防，向后仰着倒下，这一百多斤砸在孩子身上不说，小捷的头当时猛地撞在床角上，立刻起了核桃大的血肿。

我忙抱起哇哇大哭的孩子，去放射科拍片子，好在颅骨没事，仅是皮下血肿。用热水袋灌上凉水给她枕上，早早就让她躺下睡了。看着孩子睡下，哭得两眼红肿，老胡自己坐在桌前掉起了眼泪，我又劝慰他，这只是个意外，好在无大碍。

西藏当时没有什么公园、动物园，所以孩子的娱乐场地也是有限的。一有时间，小捷就会跑到猪圈去看小猪，老胡看她喜欢小动物，也是为她有个伴，养了两只小白兔。每天剩点菜叶或拔点草让小捷喂它们，十分可爱，小捷也对它们爱护极了。更有意思的是，老胡挺会想办法，在本来不大的房间里，给小捷做了个秋千，利用房间里加固用的一道木横梁，请人锯了块木板，吊上两根粗麻绳，拴在房梁上，没事小捷就坐在上面，我和老胡推着她，教她唱歌，说歌谣。从小我们就发现这孩子记忆力特好，挺长的儿歌教两三遍就会背了，像“我家有个小弟弟”“小猴穿鞋”“小熊过桥”，她都背诵得有声有色。后来她长大了学习英语，这个特长真帮了忙，从没见她刻意地背过单词，但永远是“英语课代表”，后来考上“二外”（北京第二外国语学院），也是这个专长发挥了作用。她最喜欢每天睡觉时给她唱歌、讲故事，有时我忙了一天特别累，特别困，嘴里讲的是什么都不知道了，她还一个劲地“再讲一个，再讲一个”，没完没了，拿她这小东西真没办法。但不管怎么说，有苦有乐，没有什么能替代一家三口在一起的天伦之乐。那么小的孩子就会说：“爸爸妈妈小捷三人在一起真幸福。”老胡说这叫“三位一体”。

同学们对小捷也是又疼又爱，谁家有点好吃的东西都想着她。我有时忙不过来，就把她托付给小张，所以她也和张阿姨最好。我喜欢小张沉稳睿智的性格，请她当小捷的“教母”。看这孩子现在办事周全稳重，很有点像小张。

一次同学小沈下乡回来，带她去看他们踢足球，在草地上也不知孩子的小腿被什么咬了一口，回来后，小捷的小腿肿得像红萝卜，又发烧。在医院经西医、中医、藏医治了一周，腿上的肿才消下去，可是从此身上就开始起黄水疮。用尽各种中药、西药、藏药，洗呀、抹呀都没用，每天洗完澡，前胸后背都要涂上紫药水，她都说自己是“梅花鹿”，小被子、小褥子也被她染花了。直到离开西藏，准备到内地好好治疗，没想到，到了成都三天全结痂了，还没等我们到北京，竟连一点痕迹也没有了。这也是高原水土不服吧，亏她还是在西藏怀上的呢！

再过春节

1982 年春节，我们三个在西藏度过。和我们一起到山南，原在乃东插队的知青小沈，后来分配到公安局工作，她丈夫在成都，两人有了儿子，小沈舍不得把儿子留在成都，就一个人背着不到一岁的孩子回西藏了。由于孩子太小，常常生病住院、输液，她也就把我家当成落脚点，带孩子看病也方便。大年三十，我们这帮同学聚餐，她可能多喝了几口，看着不满一岁的儿子和自己一起受苦，心里难受，借着酒劲痛哭不止。我们大家都劝慰她，帮她哄孩子。一起插队、同样分到公安局的小伙子小刘，也是喝了几杯酒，心里烦，拿起手枪就往门外的石头上打了一枪，他完全忘了枪里上了子弹，子弹打在石头上弹飞到旁边看热闹的公安局长的儿子身上，孩子应声倒地，把我们全吓傻了。忙抱起五六岁的孩子，问他那里疼，孩子指着胸前，果然棉衣破了有个弹洞。小刘全蒙了，顾不上别的，抱着孩子就往我们医院跑，我和老胡紧追着他，他直接跑进 X 光室，一照果然胸部有黑点。看来子弹是打中胸部了，忙脱下棉衣，却看不见伤口和血迹，再一查，子弹就镶在棉衣中。一场虚惊，大家都吓醒过神来。局长看没出大事，倒也没说什么，都是酒惹的祸。

第二天初一，我们医院土登主任的女儿、化验室化验员杨丽结婚，平时我们常一起排练节目，两人关系挺不错。土登主任常教导他漂亮的女儿，让她跟我学："阿加林医生穿什么衣服，你就穿什么衣服，肯定好看。"其实杨丽本身高高的个子，大大的眼睛，就是个美女，她的新郎是公安局漂亮精干的藏族小伙子。婚礼上，我们医院的"伯姆"（姑娘）们和公安局的"布"（小伙子）们全到齐了，凑到一起，把个婚礼搞得热热闹闹。怕让我们多喝酒，和老胡特意晚一点过去。谁知道这些被青稞酒灌得兴奋至极的年轻人，见我们俩来了，矛头一致转向我们，拉着唱歌、敬酒。喝了这伙人的，又喝那伙人的，喝了姑娘们敬的酒，就得喝小伙子们敬的酒。那一晚能数清的我就喝了 14 碗青稞酒，老胡不比我喝得少，但他酒量比我大得多，老胡看我实在招架不住了，偷偷溜出去联络了我们几个男同学，硬是把我从婚礼上"抢"了出去。那些小伙子、小姑娘可是不放人，不喝酒就把酒倒在我身上，当我被抢出来时，可真惨了，一身酒气，又吐又拉，十几碗青稞酒就是十几碗冷水，大冬天，这肚子能受得了吗？心里觉得特委曲，也是哭了一场，出尽了洋相。我见这个阵势把小捷吓坏了，就早早让小张把她抱走了。可第二天一早，这小丫头就跑到新娘家兴师问罪，说杨丽阿姨真坏，让妈妈喝那么多酒，把妈妈灌醉了。我们一点不知道她这么厉害，后来还是杨丽学给我看，说一个3岁的小姑娘，叉着腰跺着脚，气愤得不行，弄得人家新婚两口子哭笑不得。人家两个新人领着她回来向我道歉，这哪儿能怨他们呢，藏族人的性格就是这么豪爽、无拘无束，何况他俩那晚上比我还“惨”，他们是把你当朋友才会这样。有时我也挺羡慕他们这种性格。

初二我和老胡带小捷去小张家坐客。小韩进修回来，准备继续上研究生班，对于年轻有为的专业美术工作者，西藏给了他丰富的生活素材。能进一步深造是好事，只可怜小张又得继续“单身”生活，好在有我们这些朋友。她们家在小韩单位群众艺术馆，在泽当最东面，是杨丽的丈夫骑一辆带斗的摩托车送我们过去的，公安局的棒小伙，摩托车开得飞快，紧张得我眼泪都流下来了。

小张家布置得挺有品位，因为群众艺术馆刚建成，新房，设计比老西藏房考究一些。房间宽敞明亮，艺术气息挺浓。谁知我们大人吃饭聊天时，淘气的小捷把一坨糌粑糊糊涂到小韩珍爱的“大卫”石膏像的嘴里，还得意地拉我们去看，弄得我们几个大笑不止，小韩则是心疼不已。

晚上我们去看电影，小韩在北京进修时看过，让他在我家替我们看孩子，回来时小韩说："哪里是我带她呀，整个一直是她在哄我。一会给我唱歌，一会儿跳舞，一会儿背歌谣，我都没有插话的机会。"他们两口子，孩子不在身边，就把小捷当做自己的孩子看待。小张特有耐心，所以小捷也喜欢他们俩。

拉萨办班

针对西藏胃癌高发的事实，在南京学习班上，我们几个大夫就酝酿着搞一个西藏胃癌情况普查工作的想法。现在落实下来，首先在自治区医院也搞一个"胃镜病理"学习班，把我们在南京学习的有关"胃镜病理"及"早期胃癌病理分级"知识向没有参加学习班的各专区的病理、胃镜医生讲解。自治区医院抽调我担任讲课工作，并利用这段时间，也把我们胃镜病理的资料，以及胃癌手术病理资料与自治区医院进行汇总。我把科里的工作交给赤来格桑，和卫校刚从咸阳医学院毕业不久的白马老师。白马老师近来一直在我们科学习临床病理，为了更好地完成护校病理课的授课，凭借自己医学院毕业的好基础，下足了功夫，所以常见的病理诊断工作入门很快。工作交给他们，我还是比较放心的。家，又剩老胡一个人了，鉴于我的实际情况，自治区医院同意我带小捷一起过去。

在拉萨一个多月，工作安排相当紧，上午一般是讲课，胃镜室王大夫负责讲胃镜操作诊断，我和病理科隋大夫讲“胃镜病理诊断”“胃癌分类”及“早期胃癌的分级”。他着重在“胃镜病理诊断”，我着重在“胃癌分类”和“早期胃癌的分级”。参加的学员主要是各地区及县医院的胃镜大夫。病理工作在西藏是个薄弱环节,医生较少，很多医生到学习班来“扫盲”，但大家学习都很认真。身在西藏的医生都体会到，由于工作独立性很强，如果自己的技术水平达不到，往往很难开展工作。这样不仅对患者不负责任，自己也会因失误造成终生遗憾。尤其病理诊断工作是人命关天的事，来不得半点虚假。所以在学习班上，无论是藏族大夫还是汉族大夫，无论是学历高还是学历较低的大夫，大家都很珍惜这一个月的学习时间，尽量多地掌握胃镜诊断及病理诊断的知识，以便尽最大可能运用到今后日常工作中。

通过这段时间讲课，我才体会到牟大夫说的，藏族群众，只要有机会学习、深造，他们的聪明潜质就能开发出来并很好地利用。他们学一点新知识要比我们更困难，首先是学汉语，才能进一步学习医学知识，和我们出国留学没什么不同。如果没有好学、刻苦的精神，要想掌握现代化医疗知识和技术谈何容易。在学习班上，在我们医院，这些藏族医生，他们之所以能胜任自己的工作，正是由于他们能抓住每一点一滴的学习机会，刻苦地学习和钻研。在西藏各医院中，这些藏族医生更有一种责任感和使命感，不仅工作出色，很多都是科室的带头人，医院的领军人才。每当看到这样的人，就会让人油然而生敬意。

每天下午，学员们都是看病理示教片，我和隋大夫轮流指导他们。我空下来的时间就是看自治区医院胃癌和胃镜病理切片，而隋大夫则是看我院的片子。有分歧的地方，我们一起讨论，有些还拿到学员中讨论，得到共识。这一个来月的时间，我们都看了上万例胃癌和胃镜病理切片。后来我们和胃镜室王大夫共同完成了西藏首次 1 万多例胃镜病理的综合分析报告，得出西藏胃癌高发的结论，为西藏早期胃癌的防治做出了贡献，后来被自治区授予科技成果二等奖，并颁发了证书。

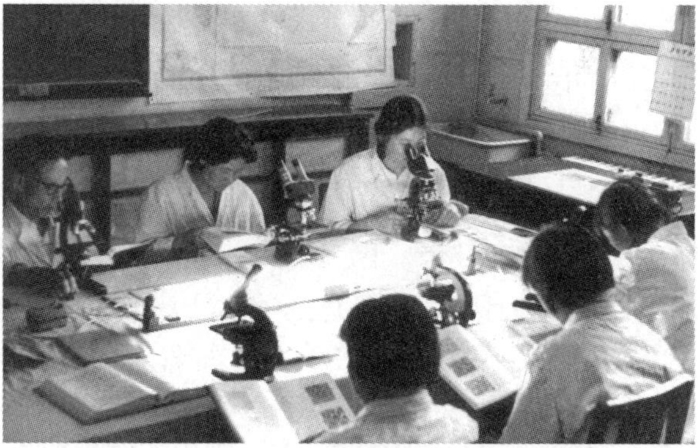

拉萨病理学习班上

在自治区医院一个来月，为了照顾我和小捷的生活，每天吃饭都是在北医校友胃镜室王大夫家，一同搭伙吃饭的还有我们北京来的五官科巴大夫。她是蒙古族，丈夫是学英语的，在旅游局工作，经常带团不在家，所以我们几个组成“伙食团”，老胡利用值班倒班时间，先后两次来拉萨看我和孩子。王大夫嘴没把门的，常和老胡开玩笑，说跟老胡“借”我当他的“临时老婆”，管给他做饭。他一个单身汉，自己很少起伙，常常是东家西家混吃，我给他做了1个月的饭，也让他体会到“家”的感觉。小捷也喜欢他，叫这个戴眼镜的叔叔“呵呵呵”，因为他老是这么“笑”，这人嘴上说得“花”，但心很正，一个人在西藏从未做过对不起他老婆的事，在自治区医院都得到公认。记得我们学习班结业联欢会上，大家唱歌跳舞，那时拉萨刚兴跳“交谊舞”，他和所有女同胞都跳了，唯独不跟我跳，当时我还真有点下不来台，觉得他不给面子，但仔细想，他也许是对的。后来他比我们早内调了，听巴医生说他和夫人去了美国。衷心祝愿好人一生平安。

在自治区医院那段时间，正赶上7月西藏气候最好的时节。往往晚上一场大雨，把大地刷洗得干干净净，每到早晨起床时，又是碧蓝的天空，明媚的阳光。在绿树红花之间，空气显得格外清新。每天一早，我和小捷从医院招待所到王医生家吃早饭，小捷就像只小蝴蝶，在绿树和花丛中飞来飞去。吃过早餐，巴医生就会带她到她的五官科，看书、写字，和有轮休的医生一起玩，大家都喜欢她，无论是藏族医生还是汉族医生，都是她的好朋友。到离开拉萨时，谁家住哪儿，家里几个孩子她比我都“门儿清”。

记得有一天，吃过中午饭，巴医生让我带小捷到她家睡午觉，休息一下，比回招待所更近，下午上课也方便。在自治区医院门诊大楼最高一层，有小巴一间宿舍，上楼时，天气还好好的，等我们又说又笑带着孩子爬上四楼，进了屋却觉得不对劲，天怎么黑了起来？打开窗帘向外望去，西边天空已被厚厚的黑云覆盖。一会儿工夫，黑云带着凄风奔腾而来，一时间天昏地暗，黑云压城。我暗自庆幸到巴医生这儿来了，否则我和小捷根本赶不到招待所。果然，紧跟而来的是一场前所未见的冰雹，铺天盖地下了起来。我们站在高处，看到刚才还是车水马龙的拉萨大街，随着鸡蛋大的冰雹从天而降，街上立刻没有了人的踪迹。原本热闹的街市，随着行人四散，一下安静下来，很快，一切被冰雹占领、替代。不到 1 个小时，拉萨一下仿佛变成了静止的白色世界。我们 3 人一直站在窗前，从惊奇到惊诧，小捷紧紧搂着我，半天我们谁也没说话，一切变得太快太不可思议了。冰雹刚停，小巴就赶去上班，因为她有一个预约手术，我只好带小捷去上课，好在下午是看片子。我借了小巴的雨鞋，走进白色的冰雹世界。冷，冻得脚生疼，我只好背着小捷小心翼翼走在铺满冰雹的路上。满地的树叶花草被无情地折断，打落，更让人惊叹的是很多麻雀也被无情的冰雹打死。我顺路走到王大夫门口，叫他有时间去捡些麻雀回来，晚上吃“炸铁雀”，他一听就乐了，提个袋子就往外跑，不一会儿就捡回一百多只麻雀。晚上，我和小巴负责扒皮，叫上隋大夫，痛痛快快吃了一顿“炸铁雀”，那个香就别提了，吃得个个满嘴流油。

这么大的冰雹说起来在北京也遇到过一次。那是在 1969 年 4 月，长安街的灯都被砸坏了，很多楼房玻璃也被打破了，谁知到了西藏，这天地奇观又让我们再次赶上。

在拉萨期间，中央新闻记录电影制片厂的朋友想拍“天葬”。我介绍他们找隋大夫，只有他，能得到“天葬台”

喇嘛的信任。后来他们又去拍拉萨的“沐浴节”，我自告奋勇带他们去了拉萨河。河边，男女老少，洗浴、晒太阳，享受这一年一度的“沐浴节”。可我非常吃惊，尽管我是大夫，裸体也见得多了，但看到那么多人“裸”晒，还是很不好意思。让他们去拍吧，我走了。

离开拉萨前，小巴老公邀我们到他们旅游局做客。饭后，一伙年轻人相约去爬旅游局后面的大山。我们有说有笑走在山间小路上，并没觉得山有多高，可下山就麻烦了，因为临时商量来爬山，我和小巴穿着高跟鞋，山路又太陡根本没法下山，这时候天也黑了，路也不熟，还拖着小捷，可想而知。亏得小巴老公和旅游局几个小伙子，连拉带拖把我们几个弄下了山，很费了一番工夫。我们那副狼狈相，也在旅游局留下了笑柄。

招待“外宾”

我们回山南不久，小巴的老公带团到山南旅游，特意带了两个美国客人到我家做客，说起我们那次下山的“惨状”，连老外都笑个不停。有客人来，又是两个美国人，给他们吃什么？“好吃不过饺子”，于是我和老胡给他们包了顿饺子，而且是韭菜馅的，老外很爱吃。76 岁的美国老太太一个人吃了一高压锅——足足 56 个饺子，边吃边说好吃。她问我们馅里绿色的是什么菜，我们打开窗外五六平方米大小的一个小“温室”，指着四边一溜溜的韭菜，告诉她就是这种菜。中国人叫“韭菜”，老太太十分惊讶，她说："这不是草吗？美国没有这个"，她吃着特别香，老胡告诉她吃韭菜的好处，还可通便，她听了特别高兴。进藏后她一直大便不好，估计她明天就会改善。怪不得她一路老要停车，小张说她不说上厕所，只说要去"看花"，可一路上根本没花，弄得小张一直不得其解，原来是因为她的肚子不舒服。

送走他们，已经快晚上 9 点了，他们走后，我们给小捷洗洗睡下，谁知又听见敲门声，开门一看是刚才来作客的那位先生，我们吓了一跳，以为出了什么事情，但见他满脸是笑，估计不是什么坏事，忙让他进屋。他笑着从口袋里拿出几张照片，给我们看他的家，他的夫人和孩子。聊天中，老胡才听明白他说在美国没有这么早睡觉的习惯，所以又带着家人的照片来我们这儿"侃"一会儿。与他一起来的老太太是她母亲，花钱"雇"他，陪她一起到西藏旅游，这事在咱中国不可思议，但在美国并不奇怪。看他妻子非常年轻漂亮，孩子也十分可爱，尤其他的家，装饰得十分特别，像是一个巨大的石窟，四壁廊柱全是石头砌成。一个石砌的壁炉点着木柴，火光熊熊，让人感到屋内温暖舒适，地上铺着兽皮，有熊皮和虎皮，石砖墙上各种兽头栩栩如生，他告诉我们从石砖到壁炉和炉火，从地上铺的兽皮和墙上的兽头竟然都是假的，仅仅是装饰品，工艺品，这很让人耳目一新。20 世纪 80 年代初的中国，我们的装饰装修不可能有这样的工艺，甚至这种思路。他说这一切都是他自己设计、自己施工，不仅如此，所有电源全是太阳能，非常"环保"，而这个词当时我们还相当陌生。聊天过程中，我一直在织毛衣，边说边织，在当时我们西藏是太平常的一件事了，他却很不理解，问我是不是急等着要穿。他说在美国，年轻人从来不会花时间织毛衣，只有闲得无事的老太婆才会因闲极无聊织毛衣。他是快 12 点才意犹未尽地回招待所，他走后，我和老胡久久不能入睡，聊了很多，也想了很多。不同的文化背景，不同的追求，他的“家”给我们留下的印象太深刻了，而我们这一生可能不会有这样一个“家”。说起“家”，在山南我们就算不错的了，来西藏几年，人家给些木料，打了一张小吃饭桌，一个大书架，尽管没上漆，这样也结束了在凳子上吃饭的历史，我们的书和资料也不用在桌子上堆成“山”了。我们俩似乎都特别容易满足，总觉得日子一天比一天好，这就让我们挺开心了。

相濡以沫

在山南，有不少同学说，结婚找对象就得像我们两口子一样，相亲相爱。其实，我们山南，有多少家，两口子共在边疆，相濡以沫，让我们也颇有感慨。

牟大夫两口子，那也是全山南有名的。郝医生在军分区医院，牟大夫每天骑二十多公里路自行车赶到山南专区医院上班，只要不值班，晚上又要骑二十多公里路赶奔和郝医生在军分区医院建的“家”，风雨无阻……

医院儿科蒋主任是上海人，夫人唐大夫是东北人，尽管生活习惯不同，但绝不影响两人的感情，蒋主任在医院里最“胖”，可见唐大夫的伙食供应最好！唐大夫常请我给她剪头发，我俩在工作上打交道的机会也多，她做胃镜最后的诊断也会出自我们病理科，所以接触也多、了解也多。我们刚来，就是唐医生常帮我们买些鸡蛋、苹果之类西藏生活中不可缺少而又难得买到的食品。

邓院长、褚大夫两口，上海医学院毕业后双双来到西藏，20 年一直在县医院摸爬滚打。生活条件更艰苦，工作环境又恶劣，但他们感情一直很好。一家人在西藏其乐融融地生活、工作，夫唱妇随，让人羡慕。

药房小刘，四川人，来藏后最关心我们的人之一，她的男朋友被医院派去内地上大学，她一个人在西藏工作,坚持通信 4 年。男友学成毕业回山南医院口腔科工作，他们才结婚成家。在她一个人留守西藏的几年，也有不少朋友劝她重打鼓另开张，但小刘心里有数，相信男朋友一定会回到身边。因此也有了美好的结局。

藏族朋友——水利局的平措和她夫人——我们医院产科的玉珍大夫，有两个美丽的女儿和一个和美的家庭。文化队王队长和他夫人，也可以说是幸福和美的一家。但让我更难以忘怀的是办公室主任——老付一家。刚来时就听说他们的儿子，不到 6 岁，因为一次意外事故，孩子从窗台上摔下来，摔在窗外的菜地里，孩子的肝被竹篱笆扎穿，抢救无效，早早离开人世。两口子以后再也没有要孩子，但相亲相爱却是医院人所皆知的。有一次，我们两口子无意中走到他家门口，被老付请进屋里坐，并从床底下一个陶罐里抓了一把糖给我们吃。在西藏见到这么好的糖挺不容易，开始我俩还客气，但后来听老付说这是他们结婚时的喜糖，我俩真是惊呆了。想想他们的年龄,结婚至少有20年了,居然还留着结婚时的喜糖，还保存得这样好，看起来真是要甜甜蜜蜜伴他们终生了，这样的糖，吃起来也特别的甜美!

确实,越是艰苦的生活,越能培养两口子美好的感情，两口子心往一处想，劲往一处使，相互关照，相濡以沫，才能使西藏原本贫瘠、单调的生活，更加充满活力，充满温情!

江南旅游

我从拉萨回来不久，老胡又被召到拉萨集训，参加自治区运动会铅球、铁饼项目。他好久没有练，体力远不如从前，比赛前一天，我和小捷去助战。不知他听谁说吃人参有力量，去医院找了两小节人参，没想到吃后第二天就流鼻血了，比赛时也没发挥好，他说肌肉不听使唤，乱抖。结果两项都得了第四名，没进前三名，让他好扫兴。但我觉得无所谓，重在参与，丰富生活。

1982年8月底、9月初，我们又到了该休假的时间，我们计划利用这次休假一家三口去南方旅游一圈。上次乐山、峨眉山一游，到现在还让人记忆犹新，何况这次还有女儿同往。一家三口其乐融融，那是什么劲头？一个字——“美”。只是临行前同学们聚餐，把小捷养的两只又肥又大的兔子给吃了。很长一段时间，孩子都为她的兔子伤心，至今仍“耿耿于怀”。

西藏有明文规定，休假时间是从到家之日计算3个月，以车票为准。路途差旅费只报直线到家的飞机、火车票，你在路上时间不计算在休假时间内，多余的路费自己掏就是了。回去坐飞机，孩子的机票不能报，老胡只好自己辛苦，和在运动会上认识的两个北京司机相伴，一路开吉普车出藏，我们约好在成都会合。

这次休假，又是我们几个同学相约一起，有我和老胡最好的朋友，水利队小王两口，还有几个东北籍的同学。一飞到成都，我们就在峨眉电影制片厂落脚，他们住招待所，我们住哥嫂家。因为我腰不好，堂哥总会在厂医务室为我联系好做一段理疗。很快，老胡他们历尽万难，用了一周时间从拉萨开到成都，路上遇到山体塌方，差点砸坏汽车，在泸定桥又吃了“鱼头火锅”，一路上的风险和美景，一路上的坎坷，老胡一到，就给我们讲得绘声绘色。

到了成都，两个司机没停留，继续向北京开去，而我们这几个下山“饿虎”，又开始“扫荡”成都。把在西藏想吃而吃不上的成都小吃，尝了个够，真是这个店进，那个店出，吃个肚歪。最后小捷一句话：“好在不贵！”把大家全逗乐了。她时不时会冒出一句大人话，在北京我做饭切豆腐丝，别人夸我技术好，她就来一句广告词：“誉满全球！”那时两三岁的孩子说出这么一句话能不逗人发笑吗？这次她这句总结，也成了日后我们这些同学的口头禅了。

无论从哪方面讲，我都从心里感谢成都的哥嫂，我们每次往返，一住十几天，有时个把月。虽然我们有时会从西藏买些毛呢、毛线等西藏特产，送给他们，有机会上街主动买菜、买肉，大家一起欢欢乐乐地做饭，但一家一本难念的经，他们有自己的生活，有自己的矛盾，但对我们总是百分之百的好。堂哥是中央美术学院雕塑系毕业的，他和老家几个哥哥在北京念书期间，都或多或少地受到我父母的关照，逢年过节也是我家的座上客。父母认为，照顾他哥哥姐姐的子女是他们的义务，堂哥是我大伯的二儿子，现在，他也认为照顾我们是尽当哥的义务。这次知道我们要去南方转转,他是常出外景的人，哪都熟,就帮我们把路线设计好。哪个地方有我们的亲戚，哪个地方有他的同学，哪些地方是一定要去的，哪些小吃是一定要吃的，地址、电话，一一给我们写得清清楚楚。为我们少走冤枉路，节省开支，可是费了不少心思。他不管对谁，都是一副热心肠，真是天下少找的大好人。

按堂哥的指点，我们首先坐火车到重庆，买了船票在重庆转了一天，晚上上船，一路上看了丰都鬼城，逛了万县夜市，看了白帝城、巫山神女峰，尽览三峡风光，然后在九江下船去庐山。这一路有很多名胜古迹，可惜现在因修三峡大坝而永远淹没在长江水下了。

顺长江坐客轮我们是第一次，到处都感到新鲜。长江一路风光无限，只可惜那时国内没有彩色胶卷卖，可以更好地记录这一切。而庐山风景区，面积很大，也是开发最早的旅游景点。所以柏油马路四通八达，选好要去的景点，坐上旅馆门外相应的大巴，十分方便。开始两天，我们一直跟大巴车走，走马观花把几个较远景点看过，但总觉得这样不过瘾。所以后来两天，我们改为步行，选一两个景点，我们自己从山路或小路过去，这才有一种融入庐山的感觉。“不识庐山真面目，只缘身在此山中”。到了庐山，才体会这两句诗，没进庐山时，远望的庐山，气势宏伟，高高在上，但当你进入庐山，在山里游玩时，并不觉得山有多高，路有多险。

下山后，我们到武汉，去看黄鹤楼，去吃武昌鱼。为了省钱，我们住在一个不错的澡堂，只是早上 6 点就被“轰”了出来。在武昌、汉口转了两天，既没看到“黄鹤楼”（据说拆了要重修），也没吃上正宗的“武昌鱼”（到哪个饭店都说没有）。听武汉大学毕业的同学小沈说，武汉大学“特漂亮”，想进去看看还不让进，只好在墙外转了一圈，算是领略了校园的美景。有些失望，便动身去了安徽屯溪，准备从那儿上黄山。

屯溪当时是个很小的县城，因为去黄山的游客太多，所以宾馆、招待所人满为患。我们到屯溪已经天黑了，为了找住处，拖着行李，带着孩子满大街找旅馆，却连连碰壁。都快 12 点了我们还无处安身，小捷困得不行，走到一个小饭店，屋里用饭桌拼成大铺，上面睡满挑夫。没办法，我们只好硬着头皮求店主，他看我们实在“走投无路”，好心帮了我们一把。用两张方桌拼成一张“床”，没铺没盖，三个人勉强能躺在上面。小捷躺在我们中间，四周有用桌子搭的，有用椅子拼的，反正全是人，呼噜声、咬牙、放屁、臭脚丫子味是无所不有。但就这个地方，总算帮我们挨过了这一夜。出门旅行，哪有在家那么舒服。临走前，堂哥早给我们打好了“预防针”，让我们做好了吃苦的心理准备。

第二天一大早，屋里人都起了“床”，我们去吃早点。走到一家清真小饭店前，只见老板一身白衣，仙风道骨，鹤发童颜。他见我们进门，忙冲着满脸络腮胡子的老胡就是一哈腰，鞠了个躬，说老胡肯定是“穆斯林”。老胡忙客气地否认，怕老板误会。但老板非常热情，不仅白白请我们吃了一顿丰盛的早餐，豆浆、油条、鸡蛋，还送我们一包油炸“锅巴”，让我们带在路上吃，这也许就是“缘分”吧。

按老板的指点，我们搭上一辆去黄山的公交车。一路挤还不算，因为是公交车，进村就停，上上下下人很多，而且一路上山，车走得极慢。幸亏有那包锅巴，才不至于挨饿。下午两三点，离黄山还有五六里地，车就到了终点站，剩下的山路自己走。路倒是不难走，而且景色秀丽，大树参天，溪水潺潺，但我们行李多，又拖着孩子，一会儿就被别人落得挺远。等我们到黄山温泉站，太阳都快落山了，我们认为就住在温泉站，所以并不急，便先去解决“肚子”问题，找地方吃饭。吃完饭去温泉站联系住宿，说住宿地点居然在山上两三公里的地方。此时天已经完全黑了下来，我们先办了行李寄存，再带着孩子向住宿地“爬去”。

刚离开温泉站还有灯光，可越往上走渐渐进入一片黑暗，除了能感觉脚下的石阶，什么也看不见，路上一个行人也没有，只有我们一家三口。小捷一向怕黑，怕狼，一路上害怕，不停地哼哼唧唧。我们俩一人拉着她一只手，一边哄着、逗着，一边向上爬。其实我们俩心里边挺二乎，不知这黑灯瞎火要走多远，走了半个多小时，总算见到了远处的灯光，我们也有了信心。

走近才知道是两顶大帐篷，支在一块平地上，这是一男一女两个宿舍，我们老老实实按规定，老胡去了男帐篷，我带小捷进了女帐篷。进去以后，才知道里面全是“混居”。为了不受干扰，我们找了最里面的一张上下铺，我们俩爬上上铺，没想到我们下床睡着一对年轻男女，这一夜我俩就像坐火车，晃晃悠悠一夜，幸好孩子太累，睡得很沉。

第二天，老胡听了别人的建议，带孩子爬山太难，不如先坐大巴到山顶，再从山顶向下走，和我们当年爬峨眉山一个策略，这样省力省时，各景观一个也没落下。为此我们三个又下山回到温泉站，才看清昨夜的来路，确实非常美，我俩挺陶醉，可孩子不理解，问我们为什么要来看这些“石头”。

我们在温泉站从从容容吃了早点，坐上大巴，中午就上到黄山顶峰，都说在这里看日出最棒，我们反正不急，决定在这里住一夜，明天再下山。可惜第二天早上云雾缭绕，根本看不到日出，我们也就不再等了。吃了早餐，在路边买了一书包野生猕猴桃，个儿不大，像杏那么大，但挺甜，我们全靠它的“能量”一路走下山。

因为旅游的山路全是绕山走的，所谓下山，其实是以下为主兼有阶段性的爬山。当女儿喊累时，作为补给的猕猴桃就发挥了作用。有时迎面走来上山的人，看到这么小的孩子居然上了山，都夸奖她。这很有效，小小的孩子爱听表扬，马上挺起胸脯跟我们走。我们一人拉一只手，高点的石阶我俩就提她一把，让她省点劲，就这样，她一直坚持走完黄山，没让抱一下。只是她不理解黄山的奇峰怪石、伟松飞瀑及时隐时现变幻莫测的乱云。那是一幅幅多么壮观的美景，只有累了、渴了才是她最真实的感觉。

我们下到山脚，也是累得两腿发软，浑身乏力，但马上就离开这如仙如画的山山水水，总有些心中难舍。这里的景致与西藏完全不同，西藏景色的美，是宏大悠远的壮美，多少透着一种苍凉，而黄山就如同一个巨大的"盆景"，奇峰苍松共同构成一幅立体的峻美的画卷，而且在山下远远观望，能饱览黄山全景。为此我和老胡决定在山下老百姓家租间房，再住几天。

老乡家的房间是一间小阁楼，虽然简朴，但挺干净，被褥和床上用品全是刚刚拆洗过的。我们和老乡一家同吃一锅饭，自家的新鲜蔬菜，自家种的稻米。每天一早，我们到温泉游泳馆去游泳，小捷的游泳技术就是在那几天被我们"逼"出来的。刚开始她死活不敢下水，吓得哇哇乱叫，后来敢下水了，我和老胡就站在两头，让她扑腾过去再扑腾回来，一点点加长距离，等她自如一些再慢慢纠正动作，没几天她就会像模像样游几下了，再教她换气。临离开黄山，她还真是游得不错了，后来她住人民大学，有游泳池，她的游泳技术还真练得挺棒。

每天下午，我们就在黄山脚下转转，在溪水边玩玩，既轻松又愉快。悠闲自得，真是神仙般的日子。一住就是一周，这才恋恋不舍地离开黄山。

一大早，我们坐公交大巴直奔南京。回头再望那远去的，云雾缭绕中的黄山，时隐时现的奇峰苍松，黄山的“奇异壮观”的景色更有了一番新意。

在南京，我们直接去小韩家，他妹妹安排我们住在她自己两室一厅的“新房”里，她的丈夫在部队工作，一年才回来一次，所以她仍住在娘家，照顾老人和小韩、小张的宝贝儿子。新房里样样俱全，干干净净，处处透着新房的“喜庆”劲儿。小捷特喜欢这宽敞干净的“家”，看什么都新鲜，一会儿拉拉床头雅致的壁灯，一会儿坐着转椅满处跑，一会儿这屋看看，一会儿那屋瞧瞧，又兴奋又好奇，这一切比我们在西藏的小“土房”强百倍。改革开放后，人们也敢在家居装修上花些钱，让自己的家更加舒适，更个性化。让我们感到方便的是自己可以做饭吃，每当我们从玄武湖、雨花台、莫愁湖、鼓楼城隍庙回来后，总带些青菜、水果，尤其“十月的螃蟹”，自己蒸蟹、炒点青菜，喝点黄酒好好休息一夜，美极了。

一周后，我们依依不舍地离开南京，开始了江南游。首先从苏州开始，苏州医学院附属医院放射科张大夫曾在我院支边，他介绍我们住进医学院招待所，又干净、又清静、又便宜。住得安逸，休息得好，我们走遍了苏州的大街小巷，参观了各家园林式的秀美院落。在每座亭台楼阁前体会古人的襟怀，赞叹古人的文化与文明。每一座园林都小巧而别致，大同小异而又各有奇巧。我们转着、看着、品着，十分尽兴。美中不足的是拍的照片用的是“北影”过期彩卷，洗照片时只能按黑白洗，大大影响了照片的质量。老胡能自我解嘲，他说美景已经留在我们心里了，这就享受了、知足了。

到杭州那天，正赶上下小雨，落脚后，马上打着伞逛西湖。濛濛烟雨中，西湖更有一种清秀美丽。想当年，白娘子和小青，也是在这细雨霏霏的西湖边遇上许仙的吧？长长的苏堤，尽管已经是 10 月天，但仍是花红柳绿，处处飘散着桂花甜丝丝的悠悠香气。小捷像一只展翅的花蝴蝶，在花丛、草地上飞来飞去，别人常叫她“小蝴蝶”，这会儿看她跑着，旋转着，那么开心的样子，真像只欢快美丽的蝴蝶了。

第二天我们去灵隐寺和岳庙，看着跪在地上的秦桧塑像，小捷说什么也不在那儿照相，而一定要和岳飞的塑像合影留念。看来平时那些故事没有白讲，深入孩子心中的印象是永远抹不掉的。

在无锡，根据堂哥的介绍，住在他妹妹——也就是我堂姐家。虽然过去没见过面，但毕竟是一家人，因此也受到了她全家的热情欢迎。她家房屋还算宽敞，新楼小三居，原来两个女儿各住一间，现在腾出一间暂由我们居住。美中不足的是她家住八楼，而且没电梯，家里没卫生间，我们又坐不惯马桶，每次上厕所，就得辛苦点，上上下下八层楼，到公共厕所解决问题。好在我们是从西藏回来的人，这点麻烦不算什么。

堂姐热情的招待，每天买来各色无锡小吃从不重样，姐夫常陪着我们逛街，周末全家人一起游太湖和蠡园。南京的玄武湖有一种幽静之美，而太湖，浩瀚到湖水波光粼粼，过去有多少美妙的传说，都来自这汪洋一片的湖水中。当后来听说太湖被污染的报道后，打心里为她痛惜，直到治理污染见了成效，太湖才又恢复到原来的清与美。她的点点滴滴变化无不牵动着我们这些热爱太湖的湖光山色美景人的情愫。

镇江，是我父亲从小生活的地方。他的出生地，现在是三堂哥在住（他是成都堂哥的弟弟。这3个堂哥都是我大伯的儿子,我大伯是当地的一位名医,但已经在“困难时期”离世),我们这次也是在这里落脚。四姑也在镇江，她和儿女们另有住处。镇江城不大，可老家的亲戚基本都在这里，而原籍浙江萧山，几乎没有什么近亲了。所以在镇江,我们受到各家亲朋的热情款待,照他们的说法，规格如同接待我爸回来时一样。

四姑在北京几年，帮助照顾我父亲的生活，直到妈妈彻底离休在家，四姑才得以回家颐养天年，如今也是八十几岁的人了。为了我们到来，还亲自下厨房，她最了解我们的口味。四姑在父亲家招待过不少外宾。这次到她家，知道我们爱吃螃蟹，一下蒸了十几斤，还特意给老胡做了他最爱吃的“狮子头”，而且一做就是两锅，说有一个小砂锅里是专门给老胡吃的。可想而知，我们在镇江几乎每顿饭都吃得弯不下腰。

四姑的女儿在糖业烟酒公司工作，还专门请我们在最好的宾馆吃了镇江有名的蟹黄包子、硝肉，这两样也是我爸爸的最爱。另外还有鲥鱼，据说这种鱼每年从大海里返回长江，在镇江一带产卵，所以是捕鱼最佳时节。鱼肉厚且嫩，没什么小刺，四姑常用它红烧，吃起来味道好极了。这些镇江特产，每年有人进京时，总会从镇江带一些给“美食家”爸爸，他又是个极好客的人，可以说国内外的朋友,只要来我家做客的人,常会有这口福。但这次在镇江，三嫂给我们吃的素菜包子，也让我十分喜欢，蒸熟的菜包子里面的菜仍然是碧绿的，不仅感觉好，味道也香，那是一种清香可口的滋味，让人难以忘怀，而在其他的地方真很难吃到。

镇江不仅名吃、小吃多，名胜古迹更是吸引人。“白蛇传”的故事家喻户晓，但真正到过金山寺，见过白蛇洞的人并不多。我们到金山寺一游，还是挺震撼，金山寺高高耸立在长江边上，山门前石阶层层叠叠，可想当年白娘子为救许仙，水漫金山寺要有何等法力，也不是件易事。从小就听我在镇江生活了大半辈子的奶奶讲，法海是在水漫金山时，被螃蟹吃下肚了，所以螃蟹屎包翻开有法海的坐像，我们从小吃螃蟹都会把壳里的屎包翻开看老和尚法海。

美中不足，在镇江，难受的也是“马桶”之苦，用不惯，嫂嫂她们能坐在马桶上聊天，可坐在上面我们解不出来，所以次次跑公厕，又远又简陋，真无奈。

本来到镇江我应当去看望为我做双眼皮手术的石大夫，但有件事，让我一时气愤而放弃了，至今仍有些后悔。

石大夫离开西藏时，我托他给镇江的亲戚带些西藏的毛呢、毛线。我当时买的全是西藏质量最好的呢子、毛线，虽然价格不菲，但还是比内地便宜，而且绝对是纯毛。这本来是我们一家三口来打扰人家的“见面礼”，但我来之后，见到他们拿出来的东西与我当时买的完全不一样，是质量差、价格最便宜的那些。我当时真的很生气，钱是小事，信用是大事，这让我在难得一见的亲戚面前丢了面子，而且我买得多，这两类产品之间差价就不只几百元，这在 20 世纪 80 年代初可不是小数目。

一气之下我没去看石大夫，真不知见面怎么说呀。我不可能去找人家“兴师问罪”，所以不见面也就罢了。后来回西藏才知道，他们返回时行李车翻车了，丢失了不少东西。他有可能出于没办法，才以次顶好。谁知道呢，我不愿再去追究，但这事每每想起总让人心里挺纠结。

离开镇江后我们去了上海，住在复兴路三姑的小洋楼里，条件相当不错，这在上海寸土寸金的地方，更体现出她的价值。按三姑讲，我们是“稀客”，尤其是她第一次见老胡，说他长得“帅”。我们一家进进出出，邻居们都以为是“华侨”，特给老太太挣面子。

三姑已是 85 岁的人了，但头脑清楚，人也精神，常和四姑两人相约去“旅游”。她是老纺织工人出身，这套房好像是分给她的。她一辈子精明能干，儿子在北京上大学期间常来我家，受到我父母照顾，过去见他戴副眼镜年轻有为的样子，现在也稍有发福，也是志得意满的中层干部了。在他们的安排下，我们又看了四叔和一些哥哥姐姐，每天都在欢喜与美食中度过。

我父亲家是个大家庭，他在家排行老八，下面还有个弟弟。他家属于民族资产阶级，开染织业，生意曾做得很大。但爷爷身体不好，去世很早，家业全由个头不高、一双三寸金莲小脚的奶奶支撑。据说当时产业很大，奶奶一个小脚女人曾去东南亚一带收账，后来家业败落在不争气的二伯手中，赌、抽等恶习荡尽千金家产。爸爸从小身体好，脑子灵，早早接触马列主义，1938 年去了延安。新中国成立后，老家的亲戚都来找过爸爸，最可恨那个二伯，弄了个“假儿子”到北京住在我家，偷东西被公安局抓了，我父母才知道真相，从此二伯再也不敢来我家了。

困难时期，因爸爸这里供应相对好一些，奶奶在北京我家住了几年。那时我们小，只觉得奶奶特爱干净，八十多岁的人，头发还用“刨花”泡水梳头，一根头发也不乱翘，一个假发卷，一根翡翠簪子，发卷外永远别着一圈新鲜又洁白的茉莉花，又香又洁净。爸爸带她去长城，多少老外对着她一双穿着绣花鞋的小脚拍照。“文革”期间，她与在上海的四伯同住，因四伯被批斗、被抓，老太太一急从楼梯上摔下来，骨折了，只好卧床，很快就去世了，享年 96 岁。临死前，她用自己每天掉的头发做成牙刷，给每个孙子留个纪念。想想我们小时候，她经常给我们做些单鞋、棉鞋寄来，样子、颜色、手工都非常好。这次在上海，当我们说起这位能干了一辈子的奶奶都很感慨，如果没有“文化大革命”，她一定会活过百岁。

10 月的南方，气候正好，不冷不热，不湿不干，但当我们 11 月初回到北京，已是秋风横扫落叶之时了。我们这一圈，收获很大，不仅饱览了祖国大好河山，也替父母探望了年事一年比一年高的亲戚长辈。小捷更是开阔了眼界，一路上，火车、飞机、轮船、汽车，长了不少见识。这孩子后来能经受住生活、工作中的风风雨雨，与她开阔的胸怀有很大关系，真可谓“见多识广”。

北京春节

回到北京，时间总是过得很快，转眼之间，新年一过，春节接踵而来，节日的气氛相当热烈。四姑不在北京，掌勺的任务全落在我身上，老胡负责采买，鸡鸭鱼肉全由他去各商场排队，早早买回家来。我的厨艺来自于姥姥的早期教育，四姑的精心指导，但更主要是爸爸的“高标准、严要求”。可以说，我是在他的“骂”声中成长的，他浙江人大嗓门，好话说出来也跟吵架似的，要批评起人来更不得了。小捷在家爱一个人拿本书看，门被风吹得关上都能吓她一跳，最怕姥爷的大嗓门，可我是在这高调声中长大的，神经粗，习惯了。也正是有爸爸好吃、爱吃、会吃，才把我“百炼成材”，

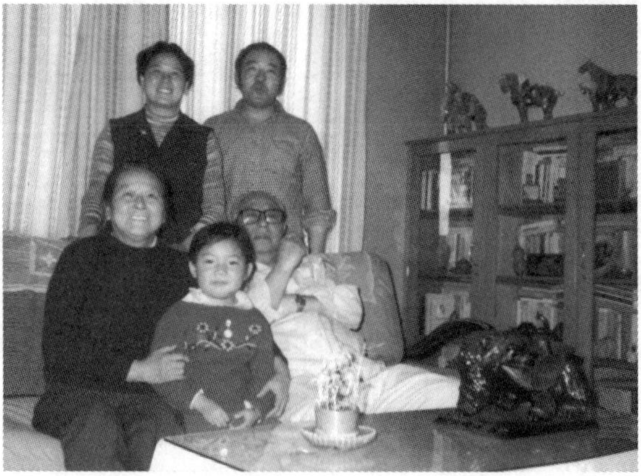

回京探亲，与小捷和父母

春节期间，最让我们难忘的是日本著名影星栗原小卷及日本影视界的朋友来北京，并到我父母家里做客。

因电影《一盘没有下完的棋》，北京电影制片厂与日本首次合拍成功，并受到中日两国广大影人及观众的好评，为此爸爸曾率中国电影代表团赴日参加“首映式”等文化宣传活动。其间曾与栗原小卷等日本影人建立了良好关系，栗原小卷还特意送给爸爸一块手表，表示友谊。这次，栗原小卷、德间康快等日本影视界代表团来京，好客的爸爸当然不例外地邀请日本朋友来家里做客。因为正赶上我们休假在北京，招待客人，我们俩责无旁贷地成了厨房的“主力军”。

老胡买来当时北京能买到的最好的鸡、鸭、鱼、肉，刚从国外回来的堂弟因手巧心细，负责凉菜的制作、搭配和摆放，做了“蒜泥白肉”“凉拌藕片”“拌三丝”“老醋蛰头”等。我代表爸爸做了汪家菜中我拿手的“烫鳜鱼”“笨鸡汤”“狮子头”和“红烧肘子”等。我家的“烫”鱼非常有特点，国内外的朋友来我家，都要尝尝。因鱼是开水烫熟，再浇上花椒油、葱姜丝等秘制的佐料，鱼肉特别的细嫩，鱼的鲜味特别纯正；“笨鸡汤”里加上我们从西藏带回来的冬虫夏草，吃得几位日本朋友赞不绝口；“狮子头”尽管以肥肉为主，但肉是用刀背剁出来的，非常细腻。因有冬笋做锅底，油全被吸到笋里，使肉肥而不腻，上面盖有白菜，用砂锅炖出来，上桌时肉还在锅里“颤抖”，吃起来又香又嫩，这是四姑的真传，老胡的最爱。因汤里加了蟹黄，就更加鲜美无比；我家的“红烧肘子”是我在爸爸严格指导下精制而成的，经过砂锅久炖，以酱油、冰糖为主，配以姜、料酒、花椒、大料等，烧好后收汤，使黏稠的汤几乎全粘在肘子上，吃起来软糯适口，入口即化。这些菜式都是浙江风味，作料全带“甜”，是我家的特色。几道菜吃得几位日本朋友赞不绝口，真可谓一口一个“好”！最后几个菜吃得盆光碗净！爸爸看到客人们如此满意，才来个评语——“还不错！”

其实对于我们来讲，只要客人吃得高兴，我们累点算什么？让我们激动的是能见到仰慕已久的影星栗原小卷！她的《望乡》《生死恋》在中国各大城市放映后，早已成为家喻户晓的明星，很多年轻人心中的“偶像”！那时还不兴叫“粉丝”，但那个年代说起栗原小卷，在中国各大城市，确实无人不知、无人不晓。她的美丽、高贵、端庄，她的纯真、质朴，那一抬手、一投足，都为她增添了魅力！尤其亲眼看到她天生丽质的姿容，怎么能不激动呢！

她是和她母亲一起来的，她母亲尽管年事已高，但仍很端庄，据说无论栗原小卷走到哪里，她母亲都一定会陪在身边，她们是走在七八位客人的最前面，并亲切地一一和家里人握手，后来老胡曾悄悄跟我说：看人家栗原小卷的手，又酥又软、又光又滑，那才是女人的手呢！我笑着说那你以后就别洗手了！我尽管笑他，但我也有同感，她们母女二人个头都不高，特有的日本人身材，但是非常精致、细腻。我为她们脱去身上的裘皮大衣，两件大衣搭在手上，又轻盈又柔软，完全感觉不出分量，也许是人家的工艺好，这也让我十分惊讶！

席间，爸爸妈妈作为主人，谈笑风生，弟弟、弟妹负责招待客人，使得整个气氛充满友好、欢乐！餐后，我们和客人一起拍照留念，我们两口子带女儿小捷与影星合影，这也在后来让多少同学、朋友羡慕不已。只可惜，栗原小卷送给我们的亲笔签名，因年代久远，几经搬迁而不知遗失何方了！

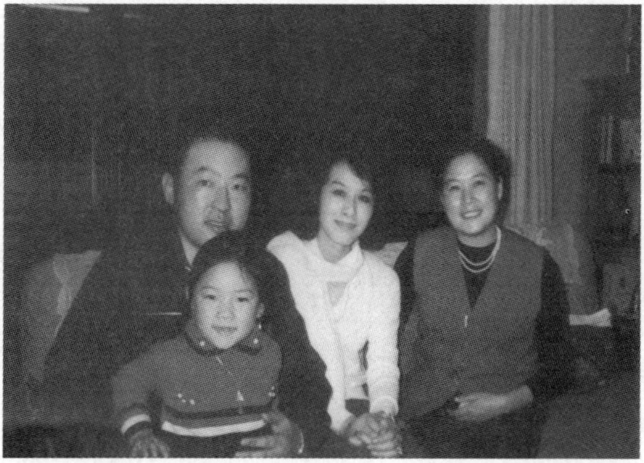

我们与来父母家做客的日本演员栗原小卷合影

耽搁期间

节日过得快，时间在飞奔，转眼 3 月，我们“三位一体”生日一过，就又到了该返藏的时间。因奶奶为小捷办了人民大学幼儿园入园的手续（她的 4 个孩子全从这个幼儿园出来上人大附小），所以小捷的归宿也定了下来。这样日托，白天可以学点知识，晚上跟爷爷奶奶，老人高兴，孩子也高兴。正待我们准备就绪，要离京之际，中国发生了震惊中外的“劫机事件”，因此当时国家规定只有“县、团”级以上资格的人才允许坐飞机。这对全国民航确保安全也许是必要的，但我们这些进藏干部，绝大部分到不了这个级别，而坐汽车进藏太困难，何况不是个把人的问题，请示医院邓院长，他说自治区政府就这个问题正与中央协调，让我们等结果。

为了不浪费时间，我与已调到铁路医院，也改行搞病理的刘爱民同学取得联系，到铁路医院病理科去学习一段时间，我可以每天去铁路医院看片子。刘爱民改病理比我晚，但铁路医院有好的老师，好的学习条件，她的进步比我快得多，而且有条件搞电镜工作。看到她的成就，真让人羡慕。她帮我联系好在科里边学习边看片，让我非常感激，这样的学习机会也是挺难得的。

晚上，铁路医院几十个年轻大夫办了个英文学习班，刘爱民建议我和老胡都参加，我是学俄语出身，但年代久了，不用也丢光了，英语在大学恶补过一段，进藏后也丢得差不多了。老胡从初中就学英语，后来一直没丢，所以班里他是学得好的，老师老表扬他声音好听，发音准，而我是那最差的，照词典搞点小的译文还勉强，但别张嘴，念得十分难听。英语是我一辈子的弱项，却是老胡及女儿的强项，我在家别张口说英文，别人没笑我，他俩就笑话死我了，因此我就更念不出来了。

老胡白天在家里没事，看小说，改编剧本，先看了张笑天的《爱的葬礼》，故事情节哀婉不俗，他和我大姐一起改编成电影剧本，人家张笑天是名作家，自己就是长春电影制片厂的厂长，要改自己早改了，联系了几次老胡也就放弃了，自当是习作，练手吧！但这也勾起了他的兴趣，就将《明史》中一段鲜为人知的故事：嘉靖二十一年（公元 1542 年），宫女杨金英不堪凌辱，造反谋杀嘉靖皇帝（未遂）的一段改为电影剧本，当时珠江电影制片厂一个朋友看了以 4700 元买了去，在 20 世纪 80 年代初，这也算是笔钱。

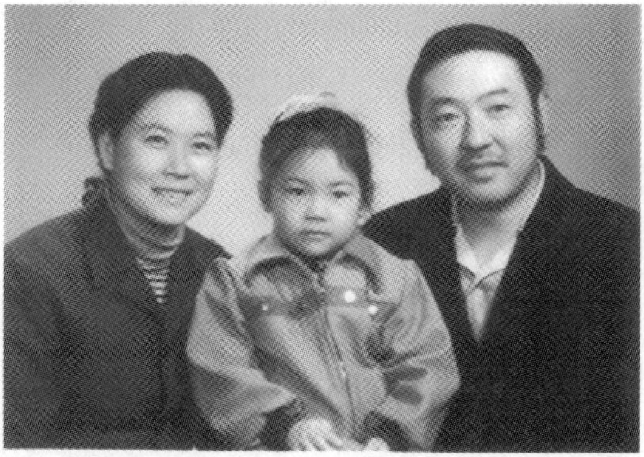

小捷5岁时我们的全家福

我们从西藏出来，旅游，休假，等飞机，先后快一年时间。加之父母年龄越来越大了，孩子也快到上学的年龄，更主要的是，在北京这一年的时间，感受着改革大潮的冲击波，社会的变化，同学们的变化，兄弟姐妹的变化，震撼着我们，和北京人相比我们“落伍”了一大截。因此无论我们心里，还是父母的心中，“内调”的问题都被提到了议事日程中。在临行前，我们特意去了趟中央党校，与正在党校学习的热地书记讲了我们的问题，希望组织上能考虑我们内调一事，北京电影制片厂也出面做了一些工作。虽然我们没抱太大希望，但总要努力争取一下。

邓院长去世

到成都在自治区招待所登记机票时，从山南回来的人口中听到一个让人难以置信的噩耗——我们山南人民医院门诊楼起火了，烧成一片废墟，邓院长去拉萨卫生厅要资金，重修医院门诊楼，回泽当的路上，汽车出车祸，邓院长因抢救不及时而死亡，他夫人褚大夫刚内调半年，又带着孩子刚赶回山南，为邓院长料理后事。

等我们赶回医院时，看到医院门诊楼像“圆明园”的废墟一样，仅剩 4 根残缺不全的门柱。邓院长的追悼会已经开完，遗体火化后葬在烈士陵园。褚大夫一见我就与我抱头痛哭，她说：“小林呀，你看我现在家破人亡了。”这句话像刀子扎在我心里，泪水止不住地流，这景象我一直不能忘。这么相濡以沫的一对夫妻，在西藏辛苦工作 20 年，褚大夫前脚走，到南京安好家等待邓院长内调，两人能安度晚年，可等来的竟是邓院长与世长辞的噩耗，怎么能不叫人为她这一家人伤心落泪，对褚大夫来讲，失去丈夫就失去了“家”，失去了一切。

医院门诊楼失火的原因一直在查。开始怀疑卫生员抽烟，烟头引发地板起火，把卫生员——一个有些愚钝的老阿妈抓了起来。但公安局几次试验，烟头的火，无论如何也烧不了地板，西藏缺氧，烟头很快就会自行熄灭。最后的结论还是由于二楼电线老化引起的火灾，一下把木结构的门诊楼烧着，加之那天风大极了，风助火势，过火面积大，速度快，很难救火。更何况救火时，水源也跟不上，所以结果很惨，两层楼门诊的二三十间房烧得只剩下 4 根门柱了。

在西藏，我们曾参加过几次救火，各单位一敲钟，广播里一号召，大家拿上桶、盆就往外跑，一次去农机厂，还有一次是在乃东，但都因为风大、水源不足而遭受到很大损失。

对于邓院长的死，还是牟大夫从头至尾给我们讲了来龙去脉，说起来太可惜了：因为医院失火，邓院长一行 4 人去拉萨卫生厅汇报、申请资金重修医院门诊。去时一切都很顺利，钱也要到了，在回来的路上，邓院长坐在吉普车副驾驶位置，由于太疲劳睡着了。对于一个 50 岁的人来讲，坐汽车往返四百多公里路，一早赶去三四个小时，忙乎一天，又坐车三四个小时往回返，疲劳是肯定的。车走到贡嘎县境内，忽然起了一阵黄沙，当时没有柏油公路，完全是土路的西藏公路，我们叫它“扬灰路”，汽车一过带起一带烟尘，那阵黄沙可能与局部地区突然刮风有关，这也是在西藏常有的情况。开着车，就会看到前面一股黄沙打着卷儿，像小“龙卷风”一样向前跑，很快，又吹散了。但就是这阵黄沙让司机什么也看不清了，就在这时，一辆满载木头的大卡车迎面而来，与他们的吉普车相撞，旧式帆布篷吉普车被撞得人仰马翻，后面 3 人伤势不重，而睡着的邓院长毫无自我保护的能力，被大卡车上散架的木头顶到胸部，造成肋骨骨折，扎伤肺，胸腔积血。开始邓院长还能讲话，他自己是医生，对自己胸痛憋气的情况已估计到是因为肋骨骨折造成的

“血气胸”，他让别人用刀把胸腔扎穿，放出血来，但同行的全是行政后勤人员，没有医生，谁也不敢对邓院长“动刀子”。邓院长很快进入昏迷状态，等送到贡嘎县医院也没有开胸的条件，最终因窒息而死亡。如果不是在西藏，而是在上海、南京等大中城市，肯定能得到及时抢救，邓院长也不会死，不会这么早这么突然地离开我们。

后来邓院长火葬，也是尊重藏族群众的要求，他们认为天葬、水葬、火葬，都比土葬规格高。火葬的地点也在雅鲁藏布江我们常做“水葬”尸检的地方，那里有一片开阔的沙滩。邓院长火葬时，先搭好松木架，尸体平放在高高的松木架上，用汽油点着松木，尸体随熊熊烈火化为灰烬，将骨灰葬入烈士陵园。

褚大夫当时只想按汉族习俗，将邓院长葬在“烈士陵园”，但毕竟在西藏待了二十多年，理解藏族群众对邓

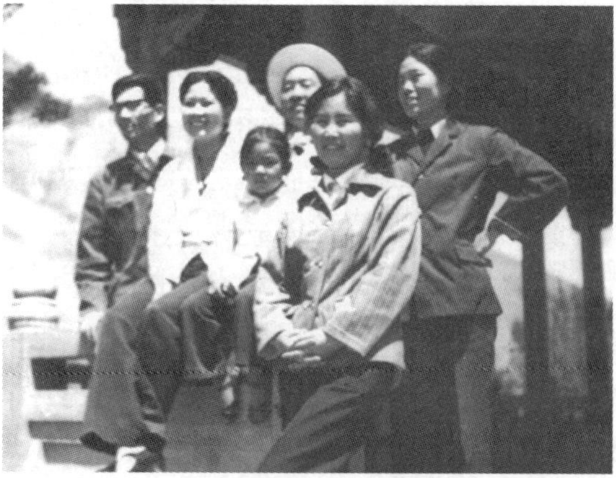

在西藏山南烈士陵园，我旁边是小王，老胡旁边是小张，中间是小捷

院长的爱戴，也只好同意火葬。后来我和老胡每年都去烈士陵园，看望长眠在此的邓院长。他走得太突然，走得太可惜，他慈父般的音容笑貌永远都留在了我们心里。他能被追认为“革命烈士”，不负他在西藏二十多年辛勤和付出，这一点让全院热爱他的人都得以安慰。邓院长走了，我们感觉就像山南人民医院这个大“家”失去了父亲，这种缺失，在短时间内很难弥补。后来继任的院长是原来的内科大夫旺久。他是高年内科大夫，但长期以来，也是由于“出身”贵族，而一直不被重用。改革开放以后，党的政策在西藏更倾斜于本民族干部的任用，他和“下乡干部”平措，都是在这段时间被提升起来得以重用的。因为旺久大夫是内科大夫出身，所以他的政策基本延续了邓院长的方针，也很受医务人员的欢迎。

计划生育

“计划生育”的国策制定实施后，全国人民都积极响应。在西藏同样也采取了相应的措施，我俩原计划小捷大一点后再生一个，名字都取了，叫“胡凯”。但一直没有要，是因为我们无法自己带孩子。如果留在北京，一个小捷就够两家众多人忙乎了，再生一个，家里老人带起来实在有困难，因此一直没有再生。随着“计划生育”的国策在西藏落实，院里把这个任务交给只有一个女儿的我来负责，我就更不能再生了。作为适龄妇女，我先后两次上“环”，都因为大出血而放弃了，因此难免怀上。

生小捷后，又做了两次人流，真是为难，而且也特别不好意思。所以我一咬牙、一跺脚干脆去做“输卵管结扎”手术。反正也不打算再生孩子了，来个一了百了，这样我做工作腰杆也硬。

手术我请藏族朋友平措的夫人——我们院妇产科玉珍大夫和尼玛大夫一起做的。因为她在院里技术是最好的，平时关系又好。我想得很简单，过去我给别人做输卵管结扎术 15 分钟就做完了，没想到我的手术做了 1 个多小时后，玉珍大夫说还没找到我的输卵管呢！开始我给她们留着面子，肚子再疼我也忍着，但局部麻醉的情况下，在肚子里翻江倒海两个多小时，疼得我浑身大汗，最后玉珍大夫说：“林大夫，太痛你就喊出来吧。”我真得忍不住了，肚子打开了，又不能像老胡当年做扁桃体手术一样疼得从手术室跑回家，更不可能不做了。索性我就喊吧，我在手术室高一声低一声地喊呀叫呀，老胡在外面急得恨不得冲进去，被手术室护士长劝着哄着挡在门外。术后住院输液、消炎止疼，哌替啶（度冷丁）都用上了，最终还是留下后遗症。据玉珍大夫讲，林医生这么高的个子才一百斤，一点也不胖，可打开腹腔，满肚子都是黄黄的油，网膜上、肠系膜上全是油，她一下就“晕菜”了，而藏族妇女腹腔里可没这么多油，输卵管很好找，而我的找起来太困难了，提起来放回去，反反复复，折腾了两个多小时。她说你们北京人营养太好了，我有什么办法。只能苦笑。

医院职工对我做“结扎”反应也不尽相同，全医院的人谁也没见过我大肚子是个啥样子，如果不是带着小捷在西藏待了一年，小捷又是典型的胡家人的样子，很多人都认为我没生过孩子。这次我带头做结扎，尽管很大因素是为我自己，避免做人流的“苦”，但在客观上，无论对藏族还是汉族适龄妇女搞好计划生育工作带了个好头。由于手术时间过长，创伤相应较大，反应也较明显，腹痛、发热、输液也折腾了几天。才好一点，老胡就拿出他惯有的一套，开玩笑地说：“你得快点好呀，我只管侍候你三天，三天后你就得‘自理’了。”我越是肚子痛、伤口痛，他越逗我笑。每次到病房来看我，他都哼着电影《狐狸的故事》中的插曲音乐，学着狐狸的样子，两手向前做爬行状，脑袋晃着，东瞧瞧，西望望，鬼头鬼脑地“悄悄钻进”病房。看他那“傻”样，逗得我想笑又不敢笑，捂着肚子，他会像孩子一样，可开心了。有时看他这么大个块头，但总有一种孩子般的天真、幽默，也会让我和他一样，特别快乐，这是我们俩在一起最愉快的时光，只有我们俩才能彼此感受这种亲情。有时我看他对我那么好，常故意问他，“你到底爱我什么，说出一、二、三来”，他说：“我说不出一、二、三来，证明我全爱。”在西藏多年生活中，在各种大风大浪中，在各种艰难困苦中，正是因为有这种全身心的爱，有相互之间真诚的默契，所以我们总是满怀幸福，愉快地度过每一天，并没有感到西藏有多么艰苦，多么难以忍受。就连西藏的各项体力劳动，带给我们的也是充实、快乐。

享受劳动

西藏每年开春，都会组织各单位职工植树造林，视各单位自己完成定额的情况，三天、五天、一周，时间不等。每到这时，院里除值班人员外，几乎全体出动。我们似乎有一种上学期间“春游”的感觉，出发前一天在家备好明天的午餐，一早穿上劳动服、球鞋，扛着工具出发。大部分员工坐着医院的卡车去，像老胡、牟大夫一些身体好的男同志总会结伴骑车去江边。各单位都有自己的种植范围，到达相应地点后，大家自由结伴，三个一群五个一伙，按行安排挖坑。一些年轻的藏族小伙子用镐把地刨松，我们再铲土挖坑。说起西藏用“锹”也是一绝，我们下乡时藏族群众就是这样，两人用一把锹，锹头把上拴根绳或皮条，一个人在前面拉，一个人在后面铲，这样省力不少，否则一个人挥锹，几下就得喘，感觉像“磨洋工”，但这是西藏，大气含氧量比内地平原少了一半。

中午休息，各单位、各科室就开始了小型聚餐，大家都尽其所能，把自家好吃的、特色菜贡献出来。受到大家欢迎、称赞，与自家关起门来独自享受那感觉是完全不一样的。西藏的汉族干部中，大部分是四川人，他们“麻”“辣”的各种泡菜、干菜确实好吃。在西藏这几年，晒干菜、腌泡菜、腌鸡蛋这些手艺我跟同事们全学会了，回北京我做的五香辣萝卜干和泡菜都受到家人和单位同事的好评。

年年植树，在烈日下，在风沙中，我们挥动铁锹、锄头，用辛勤的汗水，为西藏、为山南的绿化，种下一排排白杨、松柏、曲柳。一干三五天，大家都自觉自愿，毫无怨言。树木在西藏是何等重要，不用多说，谁都知道。

每年夏天，我们还会帮助附近的群众割麦子，收青稞，常常在乃东各生产队一干就是几天。记得第一年割麦子，我和老胡两个“初生牛犊”，还像在学校集体劳动一样，闷着头，挥着镰刀一下割出七八十米远，回头一看，大家都在后面又说又笑悠着劲慢慢割着。开始我俩还不太理解，但把别人落太远似乎不大合群，我俩也渐渐放慢了速度。等牟大夫他们几个男同志追上我们，才半开玩笑半认真地告诉我们，这一割几天麦子，都像你们俩这样，明天就累趴下了。想想人家说得有理，也学会悠着干了。每次割麦子，都会让我想起在运城插队，那是山西有名的产麦区，一望无际的麦田，每垅800米长，一趟割过去就腰酸臂软了。这麦收一干就十天半个月，然后还有打麦，拾麦穗，每次也得干一个来月。每年麦收下来，我们几个插队学生娃就瘦得脱一层皮。也正是那时，把我割麦的技术练出来了。老胡他们在东北兵团，那麦垅、豆垅就更看不到头了，有时一垅下去，半天、一天都割不完，他的割麦技术也是在那里“百炼成钢”的。说起来，我们这代人虽没经历父母浴血奋战的沙场，但也是经历过一些脱胎换骨的磨练，这对我们的成长是非常有益的。“不经历风雨，怎么见彩虹”道理一点不假。只有吃过大“苦”的人，才能体味出生活的“甜”。

在院里，各科室都有片自留地，“种瓜得瓜，种豆得豆”。要想冬天有菜吃，大家就得齐心合力把这块地种好。每周有一两天下午，各科室集体劳动，担水，浇肥，除草，收割，根据时间季节不同，科里统一安排。我们种的圆白菜，最大的上面可以坐个孩子，土豆、白萝卜、大白菜也是我们冬天的看家菜。根据西藏日照好，但生长期短的特点，各科室还会穿插着种些莴笋、胡萝卜之类。秋天按人头分配劳动果实，也是让人特高兴、特有成就感的时刻。

惊恐瞬间

医院为了扩建，准备把操场周围的一些杨树伐掉，这些树是建院时就栽下的，少说也有 20 年的树龄，各个都比水桶还粗，树干笔直，哪棵都有二三十米高。而且树根之间，根连根，形成一丛丛小树，有的也有一两米高了，把一棵棵杨树围绕了起来。真要清理这些杨树，必须先清理这些“外围部队”，才能锯主干。我们女同胞就负责这些清理工作，我们刨的刨、铲的铲，干的正带劲，眼看我们的外围清扫工作就要完成，不知是谁在操场对面喊了声“林医生！你们病理科有事找你！”几个干活的同志忙催我回科里看看。我放下手里的铲子，擦擦头上的汗，一边摘手套，一边向大家告假，转身准备斜穿过操场，从一个小门到东面医疗区域。刚走到操场中央，我们刚才刨的那棵白杨树，也许是因为根太浅的原因，一下连根拔起，粗壮的树干，巨大的树冠带着风，以极快的速度向操场倒去，方向与我相同，也就是说，这棵白杨树就像一个“追命”的罗刹直直地向我扑来。操场周围的人都惊呆了，又喊又叫，但风声和大树的呼啸声压倒了一切，我浑然不知地快步向前走去。因为心急，在快出操场时，跑了两步，还与查房后从角门出来的老胡相迎。老胡看到这一切完全惊呆了，巨大的树离我的头也就十几米距离，他一步窜过来，把我拉到他怀里。我对他的表情和迅雷不及掩耳的神速还挺吃惊。在我刚到他怀里的同时，一棵参天的白杨树就倒在我们身后，而令人惊奇不已的是，树头稍稍长歪了半米，就落在我们俩脚下，而我们就站在树头的那个小分叉里，毫发无损。

全场一片安静，待树木掀起的尘埃落定，全操场一片哗然，大家从四面八方向我们跑来，此时我才回头，看到紧紧“追赶”我的大树，真是后怕得要命！如果不是树梢拐出半米，我和老胡的命运不可想象。

老胡也吓坏了，他说看到大树砸下来的瞬间，真不知道把我往哪儿拉，才能逃过这致命的一劫，全是出于本能，把我拉到了他怀中，生死与共。也许是老天看到了这份真情，救了我们。

大家你一言我一语，有的说，在背后喊我，我却听不到；有的说当时吓傻了，根本喊不出来；有的……都不重要了，万幸的是没有出大事。类似的事情不是没发生过：卫生局李局长的夫人，原来也是我院内科大夫，人长得漂亮，又谦和，挺有人缘的一个人，也是在一次劳动时，本来大家还有说有笑的，不知是哪儿在炸山，一块飞来的石头也就拳头大，一下砸到她的后脑，人扑倒在地，当时就死了，哼都没哼一声。

意外！什么是意外？这次我们算是领教了！

小猫咪咪

这次休假回来，院里特意为我们调了宿舍，享受一间半的待遇。门前空地也相应大了一些，我们不仅种了大白菜、大萝卜，又养了十几只鸭和一只抓老鼠的猫。

西藏老鼠成灾，我们深受其害。自打养上猫以后，老鼠再也不会光顾我家了，不仅我们自己受益，就我们这一排房子家家户户都不见了老鼠的踪迹，所以大家都喜欢这只灰白条纹的猫，都亲切地叫它“咪咪”。老胡对咪咪最疼爱，每天下班，咪咪就像小狗一样跟着他满处跑，他用气枪打麻雀喂它吃，所以咪咪长得又胖又壮。后来咪咪怀孕了，老胡供给它的伙食就更好了，还特意从库房要了一个小木箱，里面垫上小被褥，为咪咪“坐月子”用。

生小猫那天晚上，咪咪一直抱着老胡的腿叫个不停，老胡不断摸着它，给它以安慰。临睡前，老胡把咪咪抱进小木箱，开始它待不住，老想出来，老胡就“教育”它，反反复复几次，咪咪似乎懂得老胡的心意，老老实实趴在里面了。

第二天一早，我们跑到帘子后面一看，咪咪的箱子里 4 只可爱的小猫咪，都在它的怀里，一只白色，一只黄白花，一只黑白花，只有一只像它，是灰白条纹的。我和老胡高兴极了，老胡为咪咪沏了些奶粉，以兹奖励。

可惜的是，从电站回来的同学小臧和水电队小崔，一听说咪咪生小猫了，非要来看。她们俩都属“虎”，我坚决不同意，听人家说小猫怕见属“虎”的，尽管老胡也属“虎”，但他是主人。最后我没拗过这两人，还是让她俩看了小猫。谁想到就这么准，晚上小猫不停地尖叫，第二天早上，4只出生不到10天的小猫都死了。我们都很伤心，老胡骂这两个“母老虎”把我们4只小猫“吓死了”。开始两个女生不信，以为老胡逗她们，后来知道真是如此，后悔不已，老胡为此真伤心了好久。我们内调后，咪咪留给了我们的邻居，一对藏族小夫妻，相信他们也和我们一样，不会亏待咪咪。

老胡戒烟

老胡抽烟，是在兵团时“练就”的。因当时打“炮眼”，用烟点炮用，慢慢就抽上了，一抽就上瘾了。在大学期间，也是少有的几个“烟民”。

我父母吸烟，尤其写点东西的时候，满屋子都是烟，如同腾云驾雾般。我一闻就咳嗽，所以挺反感吸烟。老胡抽烟，我也是打心眼里反对，尤其当了医生，戒烟的理由就更多了。劝他戒烟，成了我们婚后的一大“主题”。很多同事和同学都说，婚前没有“制服”他，让他戒烟，结了婚了，就更难了，确实如此。

开始是死说活说他也不戒，后来冬天气管炎、咳嗽、吐痰，牟大夫也劝他，知道抽烟不好，慢慢有了戒烟的愿望，但实施起来太困难了。主要来自周围环境的干扰，对他的诱惑力太强，几次戒烟均已失败告终。而且因为尝到戒烟的“痛苦”，他更变本加厉越抽越多，因此被我冠为“小人多立志”！他对此还真有点不服气，最后他自己说，如果吸烟，就主动让我用三棱针在不被人知的屁股蛋上划一道。开始我还下不去手，但一闻到他又带着烟味回来了，心里就“恨”，下手也“狠”了起来。三棱针划下去，就是一道血痕。刚开始，还真管了两三个月，后来，在传染病房值班，一值就是一个月。回家少了，抽烟就多了，几次被我当场抓了个正着。屁股上的划痕一天天增多，旧伤未愈，新伤又添，最后竟然划出“胡廷瑞”三个字。这么多笔画，可见他“戒烟”的表现有多么恶劣。我放弃了让他戒烟的念头，少抽点吧！这是我最低的要求。我告诉老胡，下辈子我再找老公，绝对不找抽烟的。他听了一笑，说下辈子他一定不会抽烟了。可这一生，还是死在烟上了。

如果 2010 年 12 月 9 日夜里，他起来喝了瓶酸奶后，没有抽那支烟，也许心肌梗死就不会发生，不会夺去他年仅 60 岁的生命。我恨烟，恨他抽烟，只愿来生，他真的不再抽烟了！

喜事连连

改革开放，社会发展，市场繁荣，人民生活水平也得到明显的改善，对西藏边疆更有些特殊的照顾。当时在内地仍要凭票才能买到的电视机，我们在西藏也买到了一台日本松下牌（Panasonic）18 英寸彩色电视机，太让我们高兴了。在西藏所有的同学，几乎家家都有了电视机。电视塔很快建成，就在医院对面的小山顶上，所以我们这儿的信号非常好。原来医院有台黑白电视，过年过节，新闻联播时，大家都会挤在食堂里看。现在自己家有了彩电，中央台、西藏台，虽说台不多，但也让我们感到离中央、离北京更近了，同时让我们的文化生活更丰富了。不仅如此,我们还买了进口的“傻瓜”相机，可以拍彩色照片了。进藏这么多年，多么好的美景，多么宝贵的生活工作场景，只有黑白照片，而且数量有限，而现在彩色照片记录我们的生活显得更加生动多彩了。

更让我们高兴的是我院门诊楼，作为广东援藏项目也已破土动工了，这让全院的人感到振奋，让邓院长在天之灵得到慰藉。工程进展完全是现代化的，一年多的时间一座四层的新门诊楼就拔地而起。外墙完全是雪白的，一个大大的“绿十字”在西面墙的上方，进入泽当的人很远就能看到。楼内门厅地面选用灰红色大理石铺就，光滑明亮。还没内装修完，土登主任就成立了巡逻小组，防止藏族群众随地大小便。这并不是笑话，在西藏乡野，藏族群众从来都是随地大小便。汽车开在路上，常见田间地头解手的群众蹲在地上向你挥手，我们下乡全是走到哪解决到哪，没有厕所、茅房的概念。在医院有公厕，藏族群众嫌“臭”，不去，而是在墙根树丛内自行解决。现在这么好的门诊楼，常会在光滑的大理石地面上给你拉上一堆。土登主任出马，连同宣传讲解，解决了不少问题。社会在发展，这些文明的习惯也随着社会的进步走进每个藏族群众的心中。

光荣入党

1985年5月，“文革”后经过整党、落实干部政策等一些措施，人们从多年精神僵化的枷锁中逐渐走了出来。在落实知识分子政策的同时，我院十年来第一次发展党员，而我则是这个光荣的入党人。在这时加入了中国共产党，对我来讲是多年的夙愿终于实现了，喜悦自不用说，但更多的是感慨。

我出身于老革命的家庭，父母、兄弟、姐姐都是共产党员。从小父母就教育我们，每个年轻人，都要经历入队、入团、入党，我们这代人要跟随共产党走的脚步。子承父业，共产党的革命事业要后继有人，一代一代把革命的旗帜传承下去。而我们这些共产党人的后代更应当走在前，当仁不让。从懂事以后，这些教育一直伴随我。记得初中二年级，每月我都会向妈妈作思想汇报。我在班上是第一名共青团员，更担任了班里的团支部书记，团结班上所有积极向上的年轻人跟共产党走，早日加入共青团。初中毕业时我们班上发展了一大批团员，尽管大家出自不同的家庭，但接革命的班，做共产党最好的助手，为社会主义贡献自己毕生的力量，这种崇高的信念使我们团结、坚定。

高中时，我是学校学生会副主席，兼班上的团支部组织委员工作，入党，也是我在高中时期的奋斗目标。当时学校李校长亲自做我的入党联系人，对我每一点进步，都给以肯定，对我每一次缺点、错误都给以严厉的批评。他让我认真学习刘少奇同志的书《论共产党员的修养》，这些都给了我做一个共产党员的信心和力量。我们那一代年轻人，把《钢铁是怎样炼成的》作者奥斯特洛夫斯基的话，当成座右铭——“当我们回首往事时，不会因碌碌无为而懊悔。”

后来“文化大革命”的风暴席卷全国，这是当时被称为“我们最最敬爱的伟大领袖”的毛主席亲自发动和领导的，容不得我们有半点怀疑，但参加革命多年的父母被打倒了，尊敬的李校长被打倒了，就是身为国家主席的刘少奇更成了“文革”中的头号“叛徒、内奸、工贼”被揪了出来，并被“踏上了千万只脚”，永世不得翻身，最终惨死在“无产阶级专政的铁拳”之下；数百万无辜的中国人在这场“史无前例”的“运动”中死于非命。这一切的一切让我迷茫了，加上我也成了全校第一名“狗崽子”，被全校红卫兵和“革命师生”所“唾弃”，我更加不理解。我也曾经想跟上“革命的大好形势”，但我总为这种违心的举动而不安。所以很长一段时间，我只能躲开这股洪流，以“逍遥派”的角色分析、观望。

插队，是我当时唯一的出路。在农村近5年时间中，入党是没有希望的，但我从不甘心把自己混同于普通老百姓，总觉得自己有文化、有知识，应当在农村发挥作用。所以我当过村民办学校的代课老师，并用业余时间自学医学知识，针灸、接生及中医和内科，都是利用回北京的时间到医院学的，并在农村发挥了一定的作用。所以1972 年，能经大队、公社和县里三级推荐，作为全县知青中唯一一名进入北京医学院的人。当时我一心想学医，我觉得这是一个真正能为人民服务的工作。除了报北医，还报了山西医学院和晋东南医专，只要能走进专业医学之门，我就知足了。能进北医，对于当时父亲问题尚未落实的我，是意想不到的收获。在学院里，既然不能入党，那就刻苦学习专业知识。对于当时的“政治”，我仍是一个旁观者。很多人认为我“进藏”是为了“火线入党”，其实不如说我更希望找一片“净土”，在这里更需要我的是医学知识。这么多年以来，我觉得我是尽心尽意地把精力放在实际工作中，这一切让我充实、坦然。“四人帮”被打倒后，中国共产党拨乱反正，纠正了“文革”中的极“左”思潮，并带领中国人民走上改革发展的道路，为中国新的崛起画出蓝图。这时让我感到中国共产党的路线走上了新时代的轨道，将以势不可挡之势，带领人民建设现代化的社会主义新中国。在这时，我能加入中国共产党，可以说，经受了党 20 年的考验和锤炼，我认为自己是问心无愧的。

我的入党介绍人是两位藏族同志——放射科年轻的医生扎西次仁和内科护士格桑（女），院党委给了我较真实的评价。为我在西藏工作十年做了很好的总结。

老胡是上大学前在兵团就入党的老党员，从大学到我们西藏十年，他对我的心路历程是最了解的人，对于我的入党他从心里高兴。然而，这么多年也正是因为有他相知相伴，我才能更坚定地走自己的路。正是有他与我携手并肩，才能在西藏十年的工作与生活中无怨无悔，而有所收获，有所贡献。

难舍西藏

1986年初，我们内调被批准后，正赶上武警总医院筹建，需要医生。家里通过一些关系，让我们进入武警总医院，以解决北京户口的落实问题。一切顺利，但真到要离开西藏之时，尽管内心归心似箭，但工作交接、安排，与同学、同事们道别，与几位藏族朋友的道别，是一样必不可少的。

老胡的内科工作好交代，牟大夫随夫人转业回北京，很快也要内调，团结湖的房子花了他在藏多年攒下的两万元，当时他也算是“万元户”了。我所在的病理科，护校的白马多吉老师过来，和赤来格桑一起工作，我十二万分放心，让他们放手去做。同学们，几乎是一家家为我们开欢送会，大家都很羡慕我们，能调回内地，与家人团圆。留下来的同学，后来都提升了，有些调到了拉萨工作。与平措、文化队老王告别时，相约他们到北京时一定来家里作客，后来他们都来过我家，关系一直保持了多年。

真到要走时，才知道有多少难以割舍的留恋。本来我们离藏干部，可以带些木料做包装箱，我们都一一谢绝了。所有衣物，只要喜欢的，分别送给同事、朋友，剩下的打包卖掉，包括老胡心爱的锰钢自行车、气枪，或送或卖，给了朋友。还有我妈托人带给我的一个小烤箱，我常烤点饼干、点心大家吃，被院里“马季拉”厨师要走了，他有两个孩子，可以给他们做点心吃。我们的咪咪，也是大家的宠物，留给了邻居。我们俩回北京，除了安家费，只带了一台18英寸彩电，老胡太舍不得这台曾带给我们多少欢乐的电视机。这一路上，我俩是抬着这台彩电回北京的。

汽车离开山南人民医院，离开欢送我们的同事和朋友，带着我们向机场开去。回头望去，山南人民医院新建的门诊大楼，在朝阳中闪着洁白的光辉，渐渐地、渐渐地远去，雅鲁藏布江边钻天的白杨仍历历在目。记得我们刚到西藏时，就是这片白杨树把我们迎到山南，年年为了它们的壮大，我们和所有山南人植树造林。十年弹指一挥间，它们已从几排幼嫩的小树苗，长成一片高大参天的茂林。为西藏、为山南增添了一片绿色，而我们就如同它们之中的一片绿叶，为了西藏的繁荣，多少支边援藏的内地干部，也如同这片片绿叶，绿化繁荣了西藏。今天我们将离开这片热土，让这些繁茂的绿叶替代我们，留在这块美好壮丽的高原吧。

十年，从1976年到1986年，西藏发生了翻天覆地的变化，而这十年，也正是我们人生中最有活力的十年，我们把人生最宝贵的青春奉献给了这片热土。

想想来时，一条扬尘的土路，今天我们离开之时，却行走在宽敞平坦的柏油路上。向前望去，道路伸向远方，把我们带向更广阔的世界。但西藏的这十年，给我们留下的是无尽的爱，这十年艰苦、平凡而又多彩的生活，将是我们一生享受不尽的精神财富。每当我们回忆往事之时，西藏十年竟是我们一生中最充实、最幸福、最愉快、最怀念的十年。

林　珊

2012年6月于北京

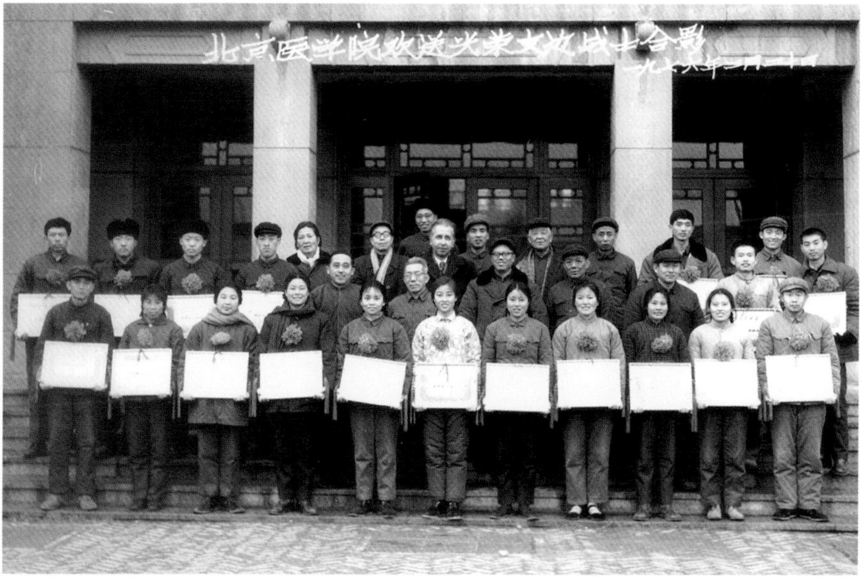

北医校领导与支边同学合影，前排左四为林珊，左五为张亚丽，后排左一为李志明，左二为胡廷瑞

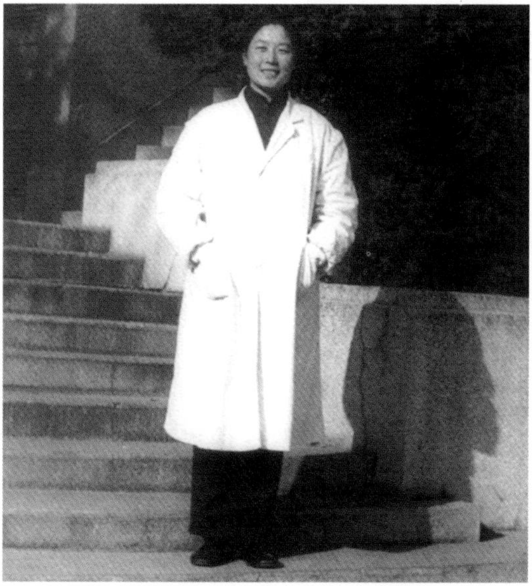

还是北医学生的我，充满理想

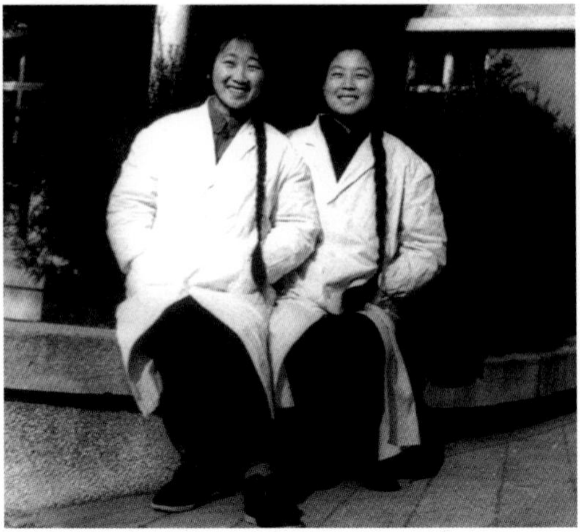

与北医的同学李荣芝（两条大大的辫子，是我们的骄傲，在很多同学的记忆中，我俩都是两条大大的辫子）

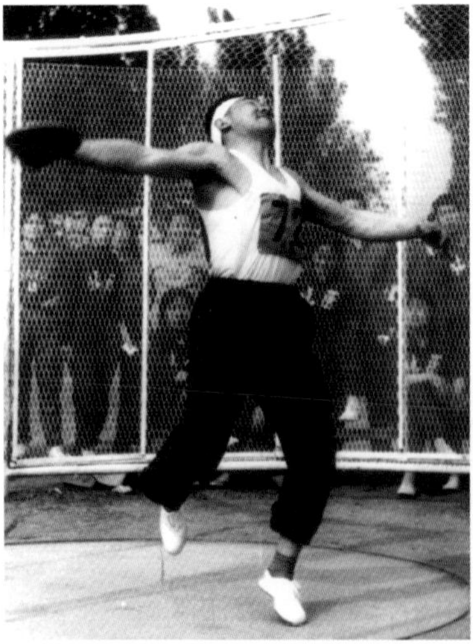

带伤参战的胡廷瑞在学校运动会上投掷铁饼获冠军

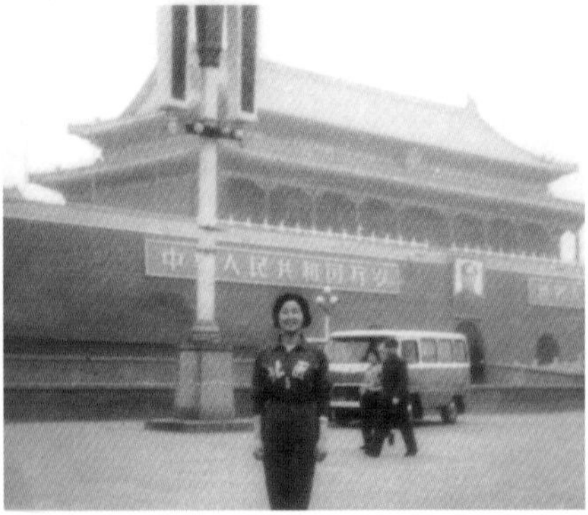

林珊代表北医参加“三八环城接力赛”后，（北医取得前10名）在天安门前留念

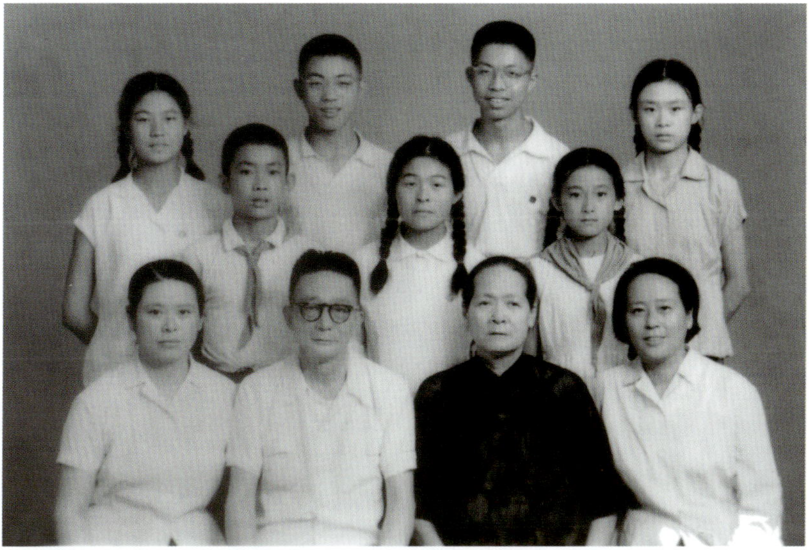

林珊的姥爷、姥姥、姨及妈妈，与两家七兄弟姐妹的合影
前排从左至右：姨、姥爷、姥姥、妈妈
第二排从左至右：表弟、大姐、小表妹
第三排从左至右：林珊、小弟、大哥、大表妹
我们姐弟和姨家三个孩子都是姥姥带大，我们同吃一锅饭直到“文革”

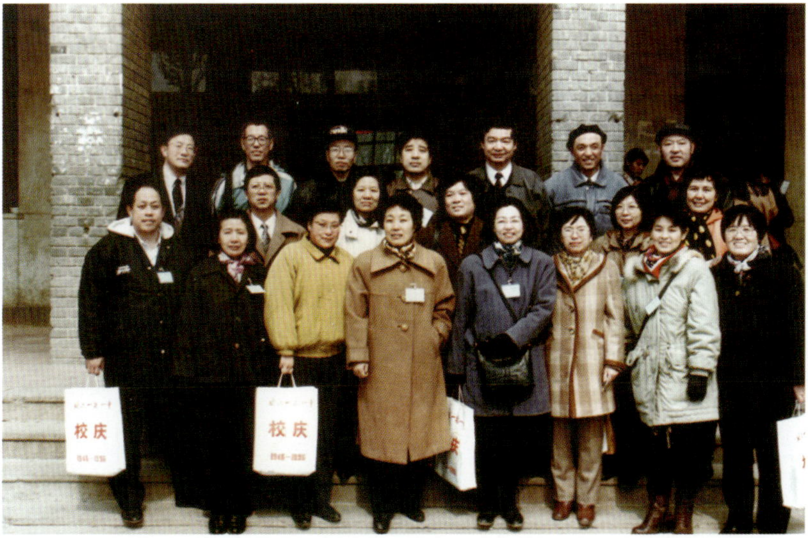

北京一〇一中学校庆时，胡廷瑞和同学们合影，后排右一为中年的胡廷瑞

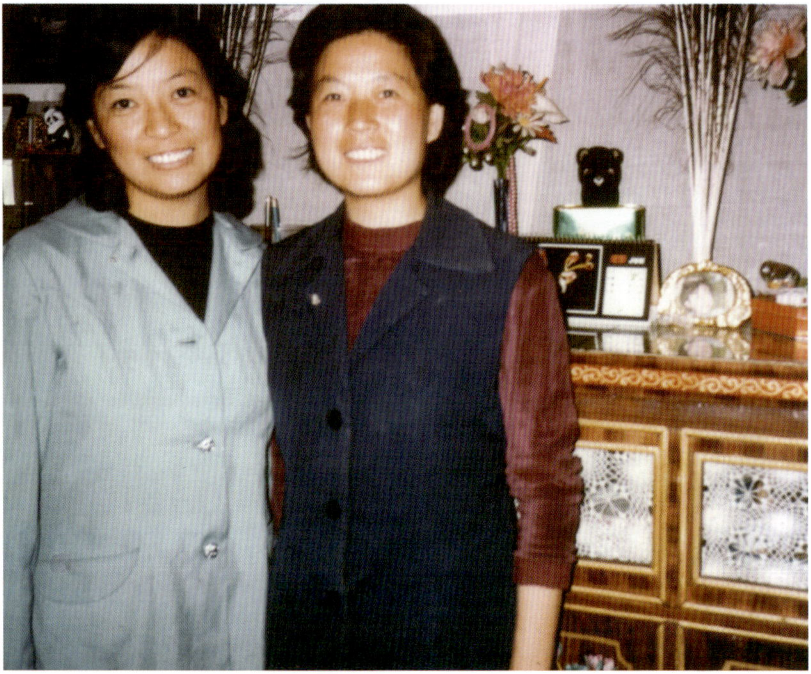

我和杨丽（她身上的衣服就是从我身上“扒”下的）

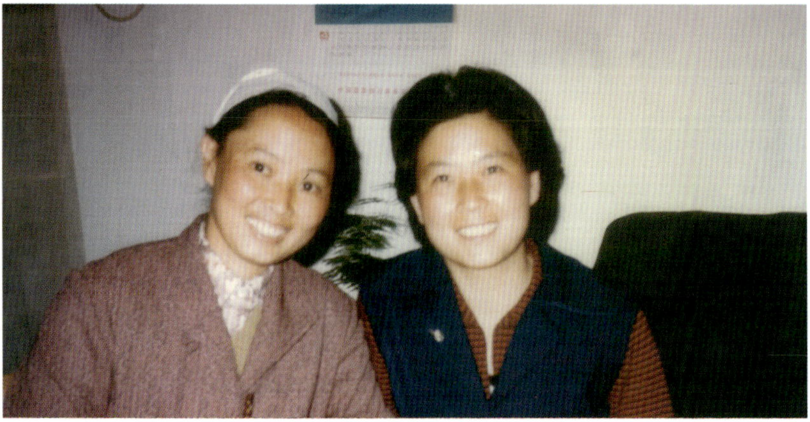

我和戴护士长

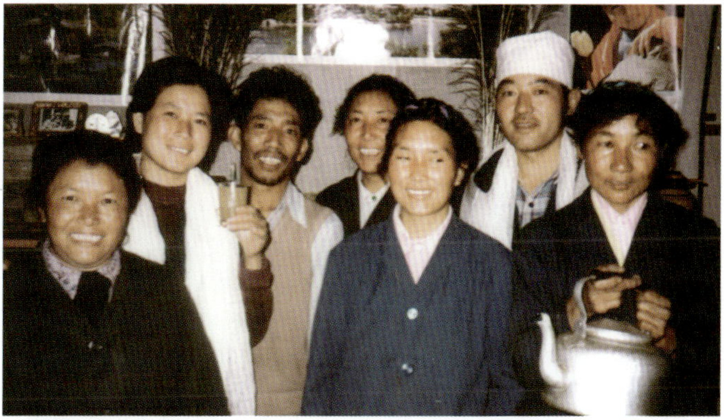

尼玛老师（左一）和扎西次仁（左三）是我的入党介绍人，老胡戴着白帽子

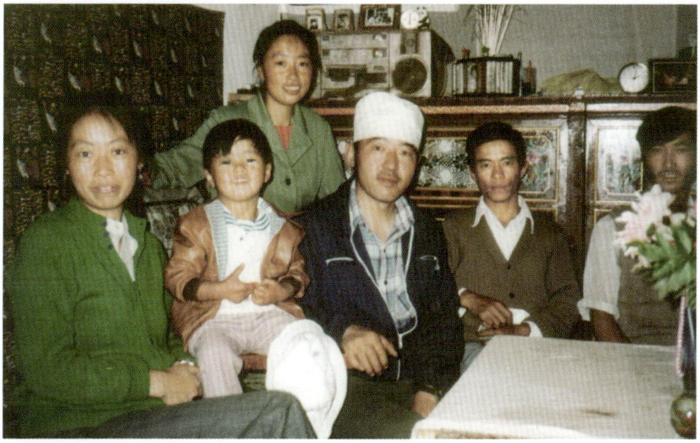

我们的藏族邻居

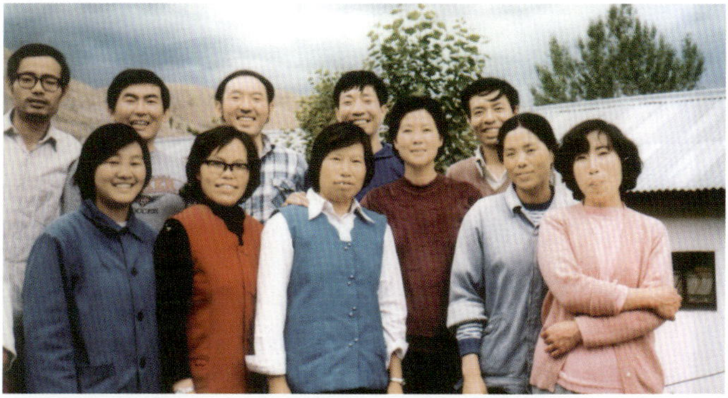

内调前同学们合影，前排左起：小臧，小张（小王的爱人），小崔，我，小张，小于；后排左起：水利队小王，林海，老胡，小唐，小潘

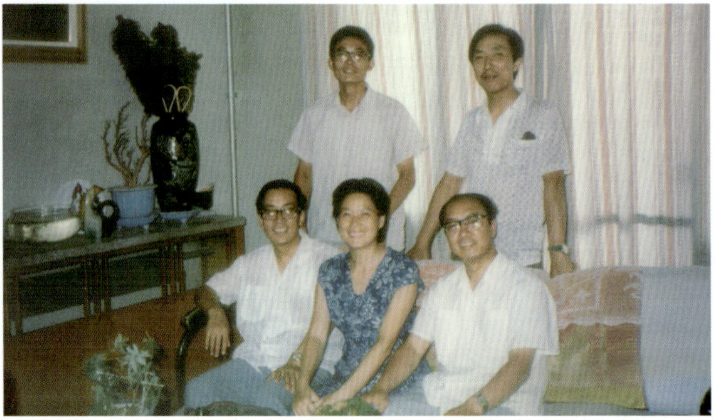

西藏自治区人民医院的几个同志和小王（后排左一）在北京我家做客

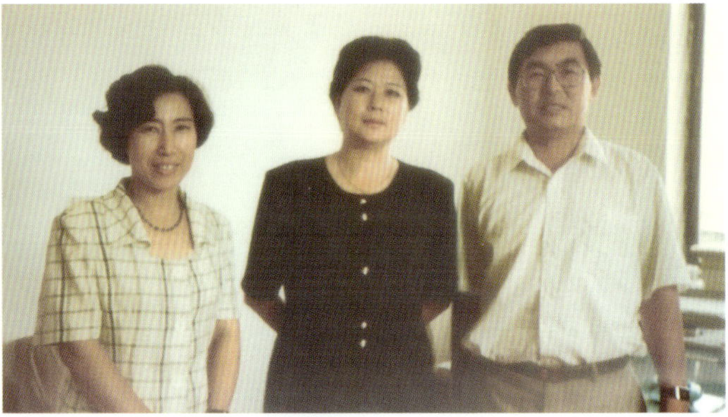

我内调后与林海夫妇在大连的合影

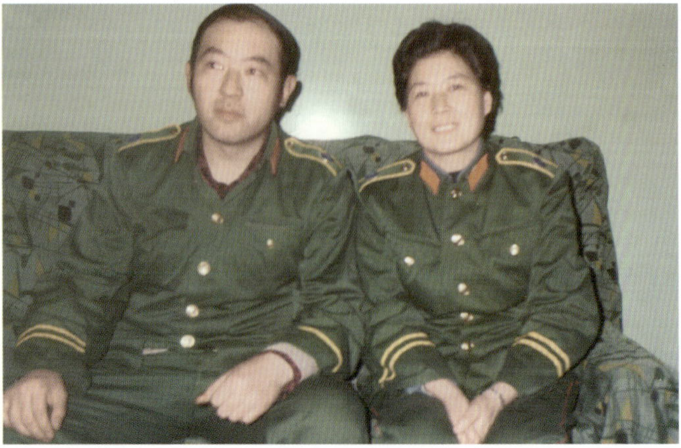

我内调到武警总医院工作后与老胡的合影

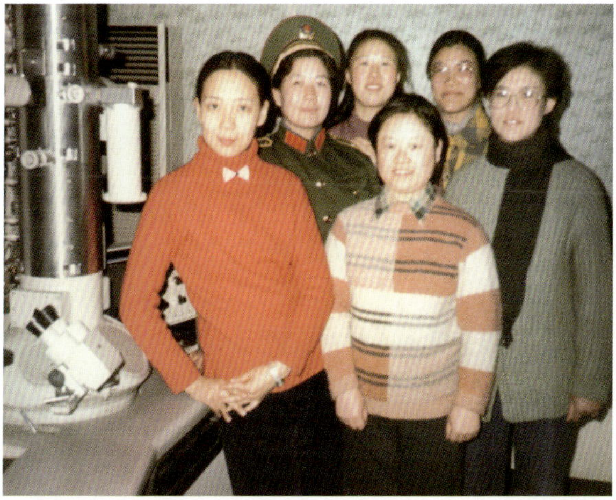

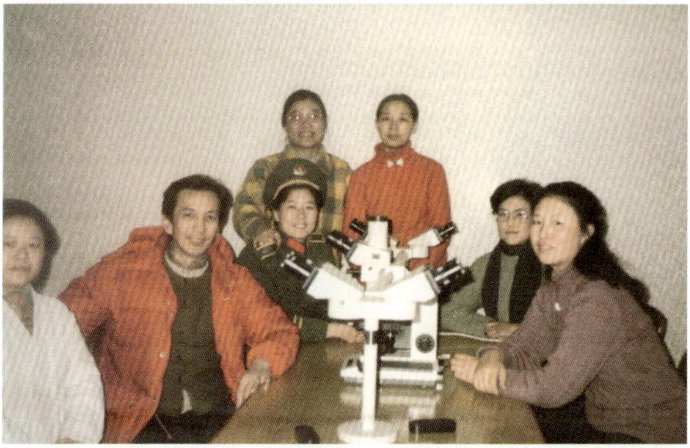

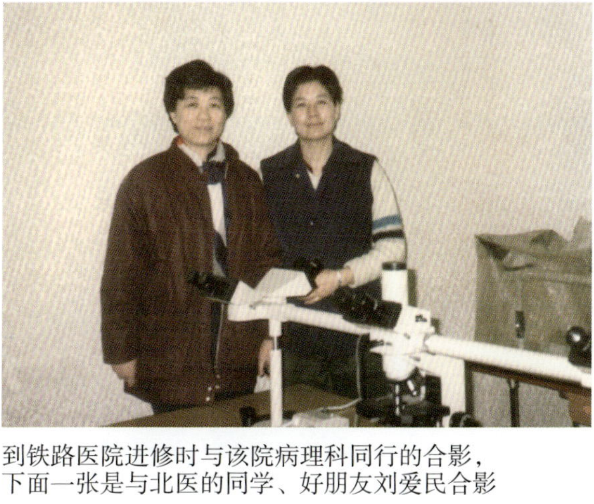

到铁路医院进修时与该院病理科同行的合影，
下面一张是与北医的同学、好朋友刘爱民合影

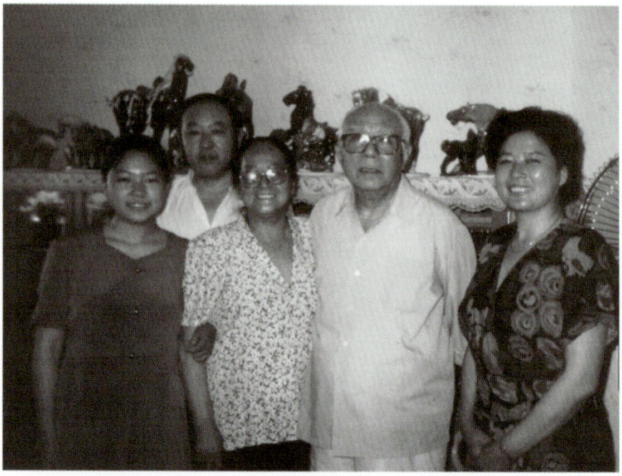

1994年，我们一家三口与父母合影

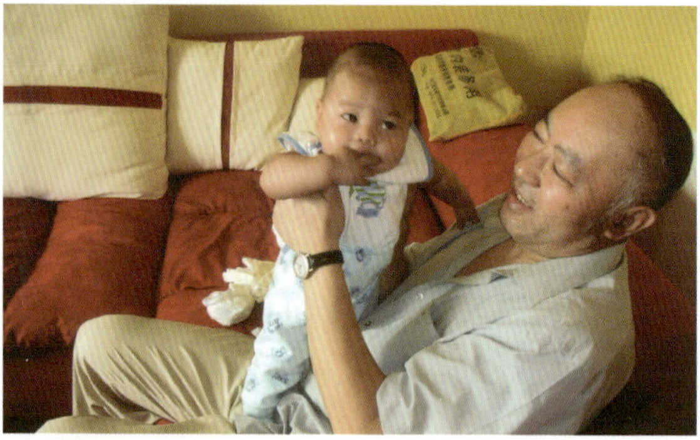

老胡疼爱外孙

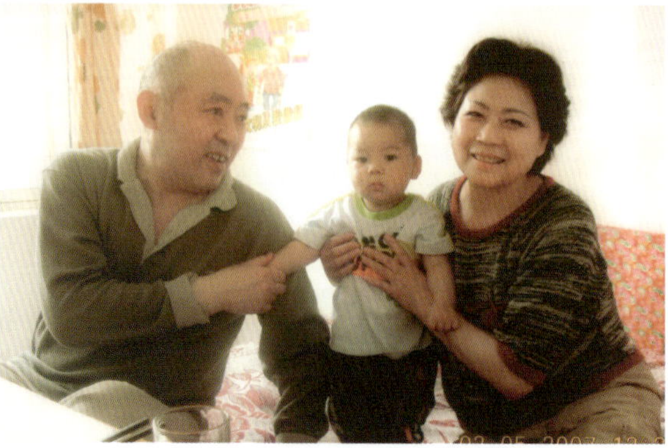

我们两口子和外孙在一起，吃农家饭

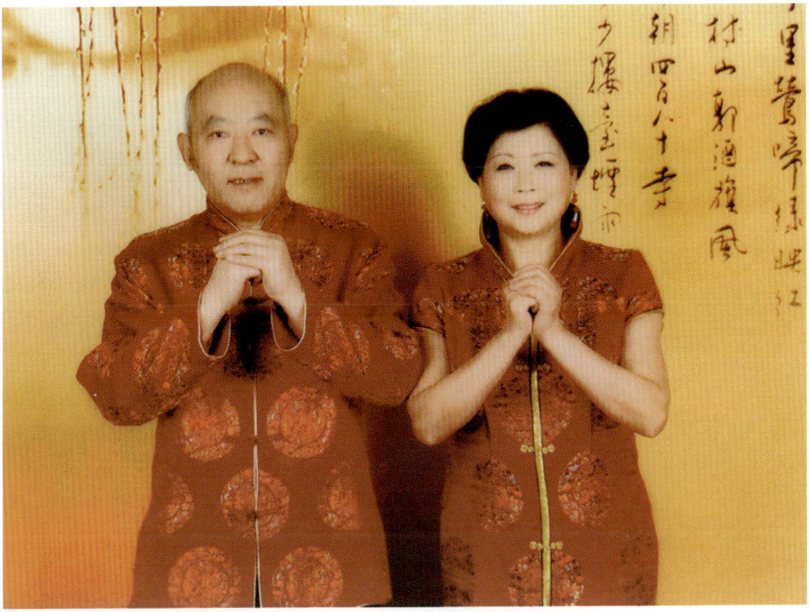

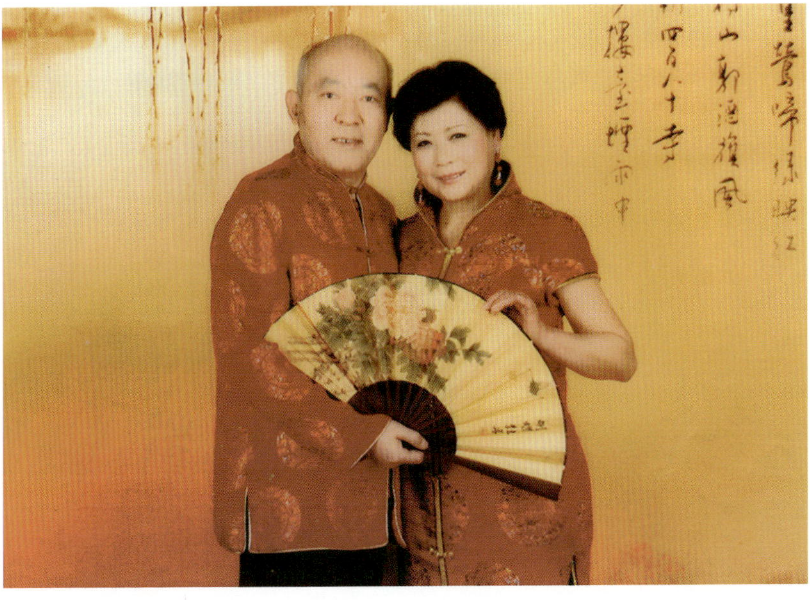

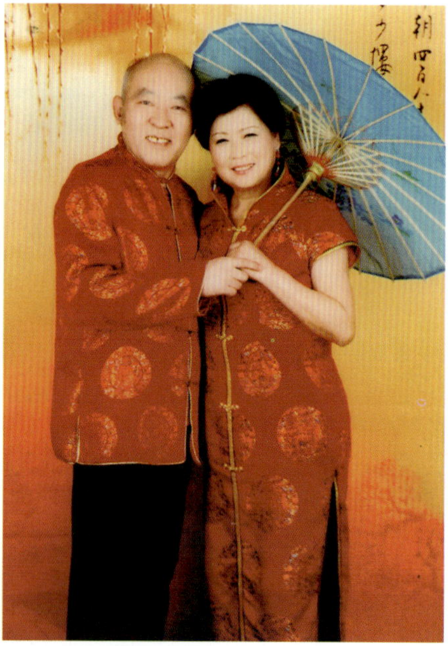

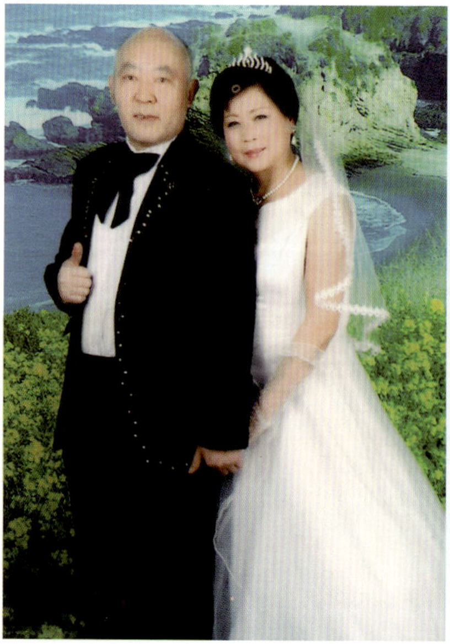

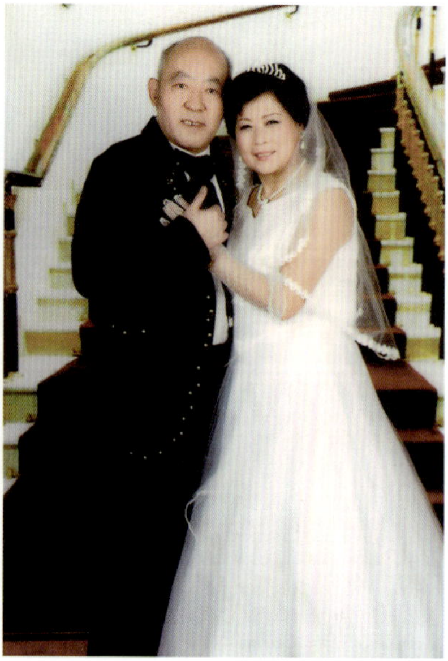

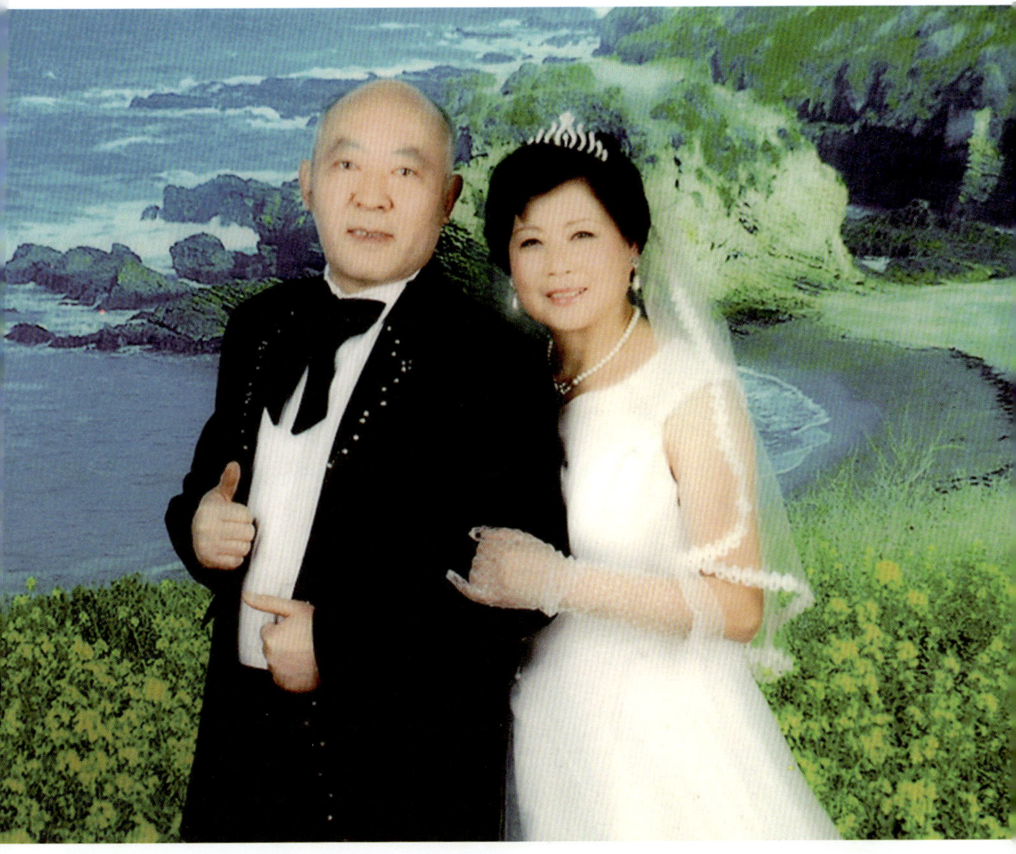

以上组图：一元钱的婚纱照，本来只是凑热闹，没想到却成为与老胡最后的绝照

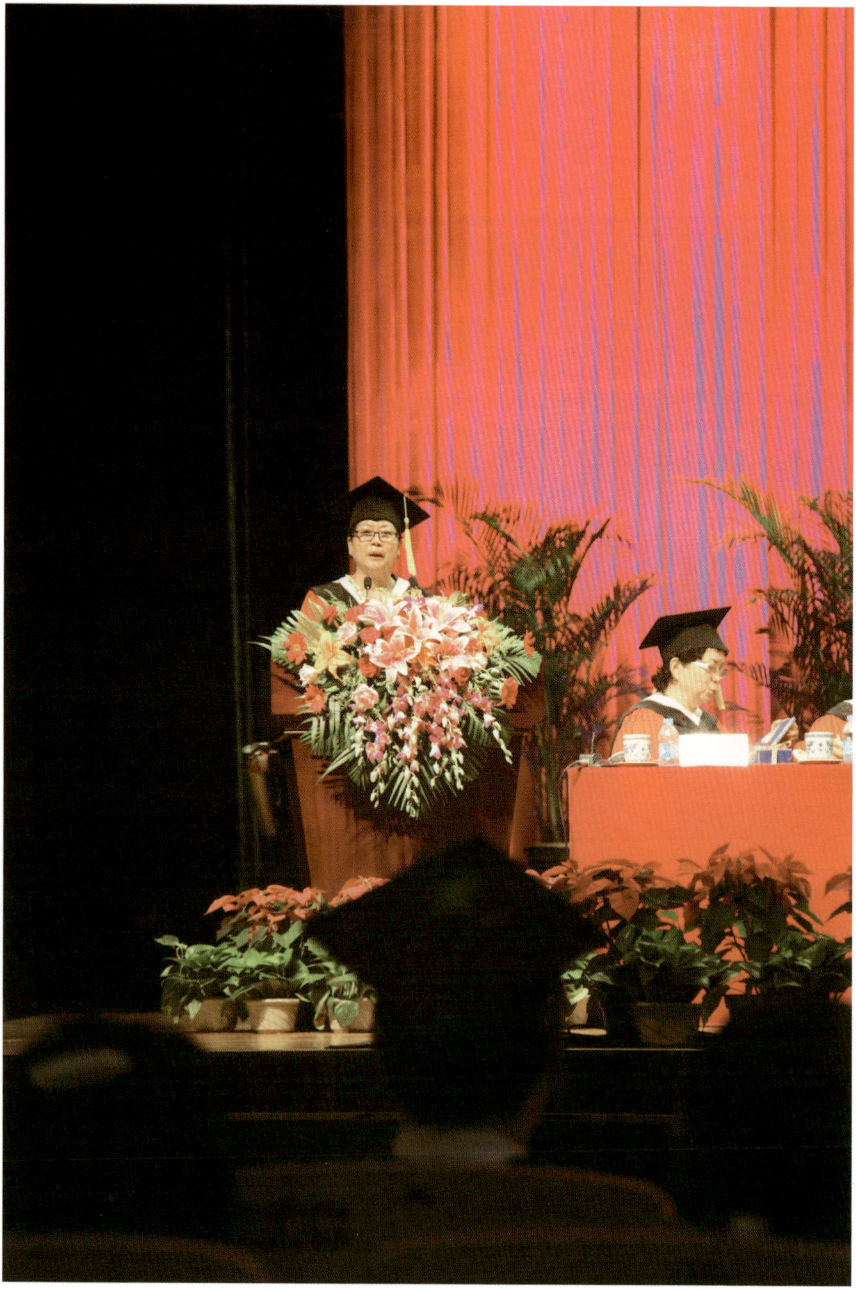

2013年，在北医学生毕业典礼上演讲

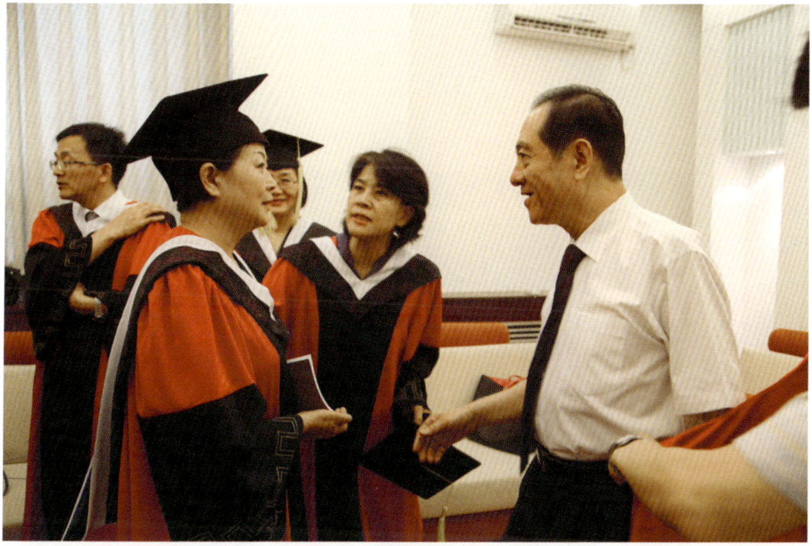

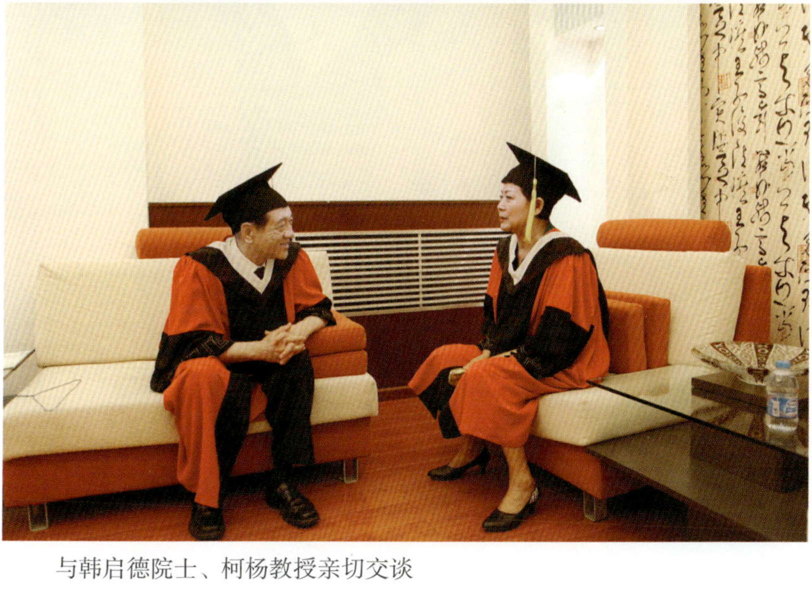

与韩启德院士、柯杨教授亲切交谈

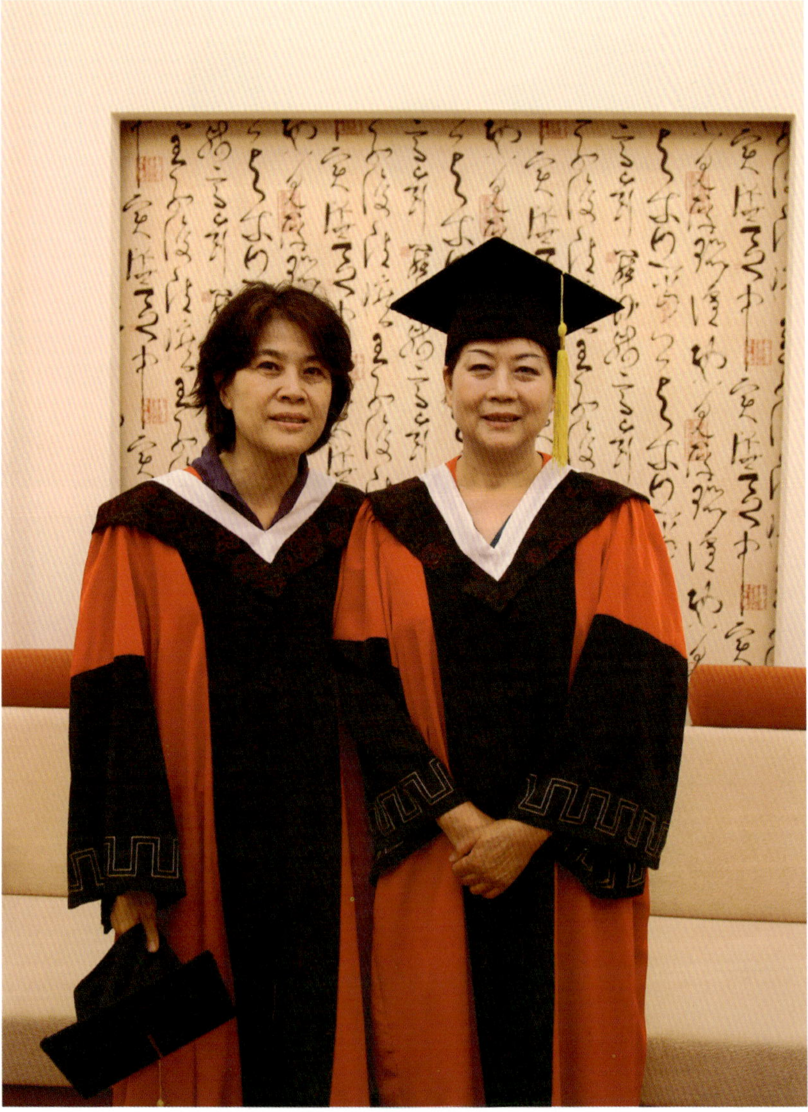

与柯杨教授合影

后记

《西藏十年行医路》这本书起稿于 2011 年下半年，于 2012 年 6 月初步完成第一稿后，我自费印制 500 册送给亲戚、朋友。当时只有两个目的：一是为了纪念我先生胡廷瑞，以此将我们一生中最值得回忆的西藏十年，用回忆录的形式记录下来；另一方面，还因为北医建校 100 周年，我也希望将此书作为我们两个北医毕业生的汇报，献给母校。

在 2012 年的百年校庆活动中，我将此书送给老师们、同学们及北医校领导，很快得到老师和同学们的反馈。大家赞赏了这本书，给我很大的鼓励，尤其让我意想不到的是，北京大学医学部常务副主任柯杨教授看过此书后，亲自给我写来一封热情洋溢的信，她肯定了我和我先生的青春之路，并特别邀请我参加了 2013 年北医学生毕业典礼，为年轻的学子们讲述了我们的西藏故事。那次在会场上，我有幸见到了德高望重的全国政协副主席、中国科学技术协会主席、九三学社中央主席、北京大学医学部主任韩启德院士，他的鼓励让我至今难忘，同时也让我油然而生一种责任感：要将这本书的正能量宣传出去，要让更多的青年学子知道，偌大的中国仍然还有大片贫穷、落后的地方，需要有识之士去为之奋斗，做出贡献。

我的愿望，在医学部副主任王宪教授的亲自支持及过问下，经校友会工作人员跑前跑后积极联络，尤其是在好朋友——北医同窗校友刘爱民的督促和关心下，此书在我的母校——北京大学医学出版社出版的事宜得以落实，这让我这个已经离开北医 40 年的学生，怎么能不感激、不动容呢？

特别要感谢母校的 3 位老校友，北医出版社王凤廷社长亲自打来电话关心此事；出版社赵莳总编几次约谈，落实并提出宝贵的意见；更有张立峰老师百忙之中，对这本书逐字逐句地修改、斟酌、润色，才使本书的语言文字达到规范化。他们给我的不仅仅是支持和帮助，更给了我信心和力量。

我不是文学家，文字功力不够，我如今已经 67 岁了，好在我心里仍保留着一种热情，正是有这种热情，我才能不遗余力地为本书能正式出版努力！

最后要感谢我那比谁都忙的女儿——胡捷，可以说，没有她点点滴滴的帮助，就没有这本书的问世！

林　珊

2015 年 3 月 6 日